2040年の薬局

見える風景が変わるか？

川渕孝一
東京医科歯科大学大学院 教授

薬事日報社

はじめに

「小売り最大手イオン子会社の大手薬局チェーン「CFSコーポレーション」（東証1部上場、本社・横浜市）の調剤薬局で、薬剤服用歴（薬歴）を大量に記載していなかったことがわかった。2013年6月末時点の社内調査で、20店で計7万8140件にのぼった。「くすりの福太郎」（本社・千葉県鎌ケ谷市）での約17万件に続き、薬歴の未記載問題は広がりを見せ始めた」。

2015年2月22日の朝日新聞朝刊の一面だ。記者の沢伸也が2年がかりで取材を続け、満を持してスクープ記事と相成った。

薬歴未記載の解決策として、富士フィルムは医薬品販売子会社の富士フィルムファーマを通じて薬剤師の監査業務をサポートする「システム」を開発した。薬局で提供される薬剤の製品名と数量が処方箋データと一致するかを判定するシステムだ。薬剤名や数量が、調剤時に入力する処方箋データと異なるとアラームを発し、薬剤の取り間違いを未然に防止するという。また、監査結果を薬剤の撮影画像とともに記録し、監査履歴の保存も可能としている。それにしても世界に冠たる日本の製造業の技術革新力はすごい。

これに負けじと中央社会保険医療協議会も２０１６年度の調剤報酬改定案をまとめた。一番ショッキングなのは、全体の処方箋受付が月４万回を超える大型薬局グループにお灸を据えたことだ。特定の病院からの処方箋が95％を超えた場合は、調剤基本料がこれまでの特例点数（25点）よりさらに下がり「調剤基本料３」（20点）となる。その一方で、かかりつけ薬剤師・薬局を評価するために新設した「かかりつけ薬剤師指導料」には70点をつける。また、「かかりつけ薬剤師指導料」施設基準の届け出がない薬局は、基準調剤加算（32点）が算定できなくなる。このほか、かかりつけ業務を行わない薬局は調剤基本料を半分に減らすなど、アメとムチの経済誘導を行っている。これは「患者のための薬局ビジョン」を具現化したもので、まさに今後の薬局の方向性が示されたと言えよう。

さらに16年度改定では訪問薬剤や残薬・減薬管理についても一定の加算をつけてお

り、国策とされる地域包括ケアシステム構築に向けた布石を打った。このほか、アベノミクスの成長戦略を受けて健康サポート薬局制度を創設するなど、いくつかの施策が同時並行で推し進められている。国の借金が1000兆円を超え、財政状況が大変厳しくなっている。そうした中、今後の超高齢社会に向けて国民皆保険制度を維持するためには、薬局はこれまでのように漠然と保険調剤のみで糧を得ることは難しいのではないか。

そこで本書では、医療経済の視点から、高齢化のピークに達する2040年に向け、日本の薬局の方向性を大胆に予言する。さらに地域包括ケアシステムおよび「健康サポート薬局」制度下で、今後、薬局・薬剤師がどう変わるべきかについて私見を述べる。何分「無資格者」なので無礼の段お許しいただきたい。

目次

第3章　「勝ち組」と「負け組」の二者択一!?　55

第6章 医療費削減につながるか？「セルフメディケーション税制」 121

第7章 薬局は「地域包括ケア」にどう取り組むか？ 141

第1章

実現するか?　「院内薬局」

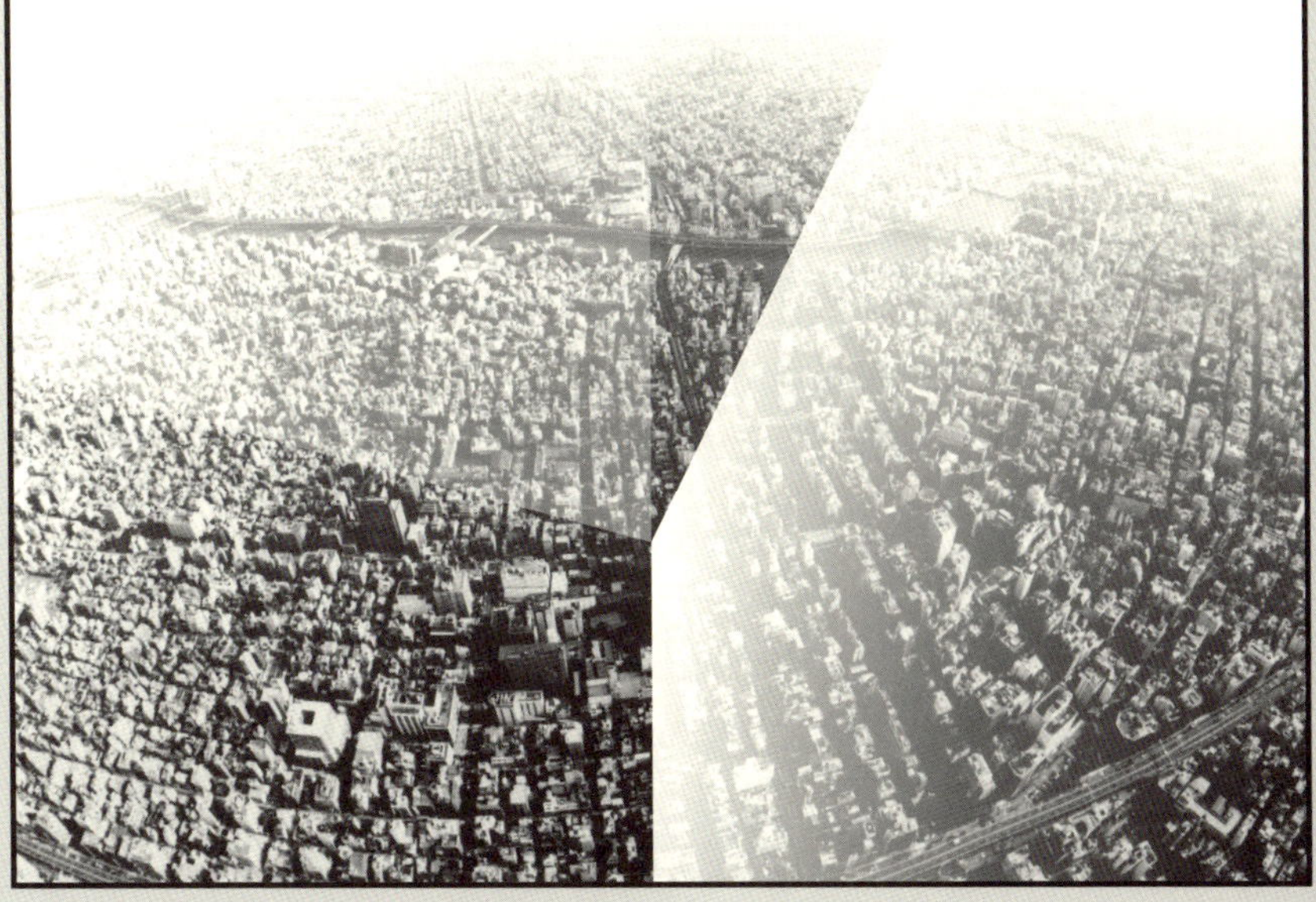

「今後、大規模な急性期病院の医薬分業が進むと保険者及び患者の自己負担が増加するだけでなく、場合によっては当該病院の医業収支を悪化させ、病院薬剤師の失業も生む可能性が存在する。（中略）それでは、どうすればこの最悪のシナリオを回避できるだろうか。その一つの方策が「院内薬局の制度化」である。「門前薬局」ならぬ「院内薬局」の創設である。

断っておくが、これは従前からの「第2薬局」を意味するものではない。物理的独立性はある程度放棄せざるをえないが、残り二つの独立性、すなわち①機能的独立性と、②経済的独立性をきちんと担保した薬局を病院内に開設することを認めてはいかがだろうか。」

小生が２０００年に書いた「視界ゼロ時代の病医院経営」（医学書院）」の「第６章日本の医薬分業は本当に患者のためになっているのか？」の一節である。

あれから15年が経過し、再び「院内薬局」、いや「門内薬局」が規制改革会議の議題に上った。２０１５年３月12日には公開討論会も開催された。

あいまいな独立性

そもそも医薬分業では、「保険医療機関と一体的な構造とし、又は保険医療機関と一体的な経営を行うこと」が禁止されている（昭和32年厚生省令第16号保険薬局及び保険薬剤師療養担当規則第2条の3第1号）。

ここで保険医療機関と一体的な構造とは、保険薬局の土地又は建物が保険医療機関の土地又は建物と分離しておらず、公道又はこれに準ずる道路等を介さずに専用通路等により患者が行き来するような形態のものとされる。

また、保険医療機関と一体的な経営を行う場合とは、保険医療機関と保険薬局が一定の近接的な位置関係になり、かつ、経営主体の実質的同一性が認められる場合又は機能上医療機関とのつながりが強いとみなされる場合を指すとされる。

しかし、その定義はあいまいで、地域によっても解釈が異なるため、度々、裁判沙汰になっている。２０１２〜13年にかけて東京地裁・高裁で争われたケースもその１つだ。

原告は、医療機関が同居するマンションの1階に保険薬局の開設を予定し、2011年1月、地方厚生局長に対して保険薬局の指定を申請。地方厚生局長は、同薬局について、省令で禁止している「保険医療機関と一体的な構造」が認められるとして、11年3月に保険薬局指定拒否処分を実施。これに対し、原告は、処分の取消し及び指定処分の義務付け並びに損害賠償を求め、同年8月に訴訟を提起した。

留意すべきは東京高裁が13年6月26日、被告側の一部敗訴を確定したこと。当該事案は、「保険医療機関と保険薬局の出入口が隣接していても、出入口は公道に準ずる道路等に面していると評価するのが相当であり、一体的な構造にあるということはできない」というのだ。また、「経営上の独立性が十分に確保されていることから、地方厚生局長が保険薬局指定拒否処分を行ったことは、違法な処分と認められる」とした。

ちなみに本事案では、保険医療機関と保険薬局の出入口の間の空間が、都市計画に基づく公共的な歩行者通行空間・不特定多数の人の憩いの場、回遊の場である「提供公園」として整備されていた。

結局、省令における「公道」の解釈については一定の規制緩和がなされた。厚生労働省は、フェンスや花壇などを設置しなくても指定が認められるものや公道を介していないケースなど7つの具体例を図示したが、「門内薬局」は実現しなかった。それを認めてしまうと医薬分業そのもののコンセプトが崩壊するからだ。しかし最近は全面的に院内処方に戻す動きも散見される。

その1つが関西医科大学付属滝井病院（大阪府守口市、岩坂壽二《いわさかとしじ》院長）である。2016年5月の移転新築（名称も関西医科大学総合医療センターに変更）に伴い、これまで院外に出していた外来患者の処方箋を原則、院内処方に切り替えた。そして全診療科で院内処方に対応できるよう新たに11人の薬剤師を採用し、外来調剤と病棟業務に総勢40人で臨む態勢を整えた。また、後発医薬品を含む約300品目を新たに採用し、取扱品目を内服・外用で約1200品目へと増やすという。さらに、患者への周知を図るため、ほぼすべての診療科の前に院内処方の案内を掲示した。

岩坂院長は、院内処方のメリットとして①診療と薬の会計が1回で済み、薬局へ行く手間や時間を節約できる、②薬局で支払う手数料がないため、ほとんどの場合で自己負担額が減るなどの点を挙げている。

分業の8不思議

何でも規制緩和すればうまくいくという経済学者も困ったものだが、それにしても医薬分業の目的は何だったのか。規制改革会議の公開討論会では国民目線から、小生は「医薬分業をめぐる（7ならぬ）8不思議」を披露した。

①そもそも国民にとって何かメリット（薬剤費・医療費の節約、待ち時間の解消、薬に関する説明の充実、ポイントカードの付与、重複投与の発見、飲み残しの削減、疑義照会等）があったのか？

②どうして同じクスリを調剤して院内処方より院外処方は高くなるのか？

③「薬のカルテ」を管理する薬剤服用歴管理指導料（41点）の他に、調剤基本料（41点）が存在するのはなぜか？

④「一物一価」が原則の現物給付制度にあって保険薬局によって調剤基本料に差があるのはどうしてか？

⑤ジェネリックが処方されていないのに「後発医薬品調剤体制加算」が請求される

のはなぜか？

⑥株式会社の参入を認め「規模の経済」が追求できるのに真の競争がないのはどうしてか？

⑦「処方箋1日40枚に薬剤師1人」という基準は時代遅れでは？

⑧薬剤師の供給数（薬局約15万人、医療機関約5万人）、薬局の出店（約5万7００0軒）スピード、医薬品処方箋枚数（約8億枚）、厳格化される薬歴管理、24時間対応の薬局開設等は整合性がとれているのか？

ちなみに2016年の薬剤師国家試験（第101回）は受験者数1万4949人に対し、合格者数は1万1488人となり、09年以来の1万人突破となった。合格者は90年以降では最も多い。全体の合格率は前年比約13ポイント増の76・85％で、13年の79・1％に近い水準まで回復した。14～15年は全体の合格率が、60％台前半に落ち込んでいたが、供給不足の薬剤師の要請に応える結果となった。6年制新卒者に絞った合格者数は7108人で、合格率は86・24％となり、こちらも前年を約13ポイント上回った。大学別に見ると、新卒者合格率が90％を超えた大学が72校中40校もあった。私大トップはいわき明星大学の１００％、２位は国際医療福祉大学の99・07％、３位は東邦大学の98・33％となっている。これに対して、新設大学の中には在籍する６年生の数に対し、国試出願者数が極端に少ない大学も散見された。

なお、私立大学では、国試出願者数８９３３人に対し、受験したのは７５５６人で、志願しながら受験しなかった学生数は１３７７人に上るという。一部には病気などにより受験できなかった学生がいるとはいえ、留年し、受験できなかった学生が相当数いるのではないか。医学部や歯学部と同様、出願者数を事前に絞り込み合格率を上げようとする大学側の苦肉の策が読み取れる。薬学教育評価機構が２０１５年度の６年制薬学教育を評価した結果を見ると、11大学のうち10大学が適合と判断されたが評価としては厳しい指摘が並んだ。適合と認定された複数の大学でも、薬剤師国家試験対策科目で必修の「総合演習」の授業を予備校に委託していることが相次いで指摘された。

かねてから、薬学教育カリキュラムが共用試験対策、国家試験対策に偏重している一部大学が問題視されていたが、未だ解決の方向性は見られていない。それにとどまらず多くの大学において、国試対策科目で必修となっている授業の大部分を予備校に委託している事実が問題視され、改善が求められた事実は重い。

こうした中、厚生労働省は実働医師数が２０４０年に33・３万人に増え、必要な人数を１・８万～４・１万人上回るとの推計をまとめた。医学部の定員拡大で医師の数が増え続ける一方、入院ベッドの削減や小児患者の減少で必要な医師数は減るという。確かに地域や診療科による医師偏在は残るが、医師が総じて余る中で徒らに薬剤師数を増やす必要があるのか。こうした〝自由放任主義〟がどんな惨状を招いたかは歯科医の供給過剰を見れば一目瞭然だ。

このほか、ＭＲ（医薬情報担当者）の中には薬剤師免許を有する者も結構いるが、果たしてＭＲは有資格者である必要があるのだろうか。ちなみにＭＲ認定センターの「ＭＲ白書」によると、２００５年度に約５万５７００人だった国内ＭＲ数はほぼ右肩上がりで増え、13年度には約６万５８００人に達したという。『日刊薬業』の「２０１６年度製薬企業新卒採用調査（国内）」によれば、昨年度と比較可能な53社でＭＲは合計２００人減るが、それでもまだ多いのかもしれない。

7つの提言

それにしても医薬分業は国民にとって何かメリットはあったのか？　これに対して、厚生労働省の三好圭《みよしけい》薬事企画官は、薬剤費比率が逓減している事実をとらえ、薬剤費は4兆円の伸びになるところ、1・5兆円の伸びに抑えられているとしている（医療経済研究機構Monthly IHEP 2015年8月号）が、果たしてこれが医薬分業による純粋な効果なのかよくわからない。

そこで小生が提案したのが次の7策。

①今の現物給付からフランスのように現金給付制度に転換して介護保険と同様に「横出し、上乗せ」サービスを認める。例えば、わが国では「服用回数×日数」でその都度、輪ゴムで束ねている調剤業務が薬剤師の負荷になっているようなので諸外国（ドイツやアメリカ）で一般的な箱出しを認め割引制度を導入してはどうか。

②仮に現物給付制度を維持するということであれば「薬剤服用歴管理指導料」と

「調剤基本料」を一本化して、(処方箋枚数と集中度の高い薬局に適用されている)25点をベースラインにする。

③これに薬剤師の数や24時間対応薬局か否か、医師への疑義照会率や重複投与・飲み残し回避率によって一定の加算を行う。

④病床機能報告制度を参考に、保険薬局にまつわる需要と供給を推計して包括的な医薬分業政策を構築する(ちなみに、2014年12月末の東京都の薬剤師数は4万6343人で、このうち薬局従事者が47%を占める)。

⑤2015年10月から公布されるマイナンバーに「オプト・イン」、「オプト・アウト」の発想を活用して電子処方箋や薬歴、お薬手帳の機能を付加する。

⑥2014年度からスタートした「検体測定室」を保険薬局に付加して、薬局を「健康の水先案内人」として位置付け、生活習慣病の早期発見・早期治療に結び付ける。

⑦地域によって異なる医療機関と薬局の構造上の独立性基準を全国統一する。

利害関係者の多い医療界では構造改革はなかなか一筋縄でいかないが、ポイントは、現行の調剤報酬をValue for Money（お金を入れるだけの価値があるかどうか）を基準にゼロベースで見直せるかどうかだ。具体的には院外処方のシェアが7割を優に超える中で、現行の調剤医療費7・1兆円（うち、調剤報酬は1・8兆円）をいかに配分すれば努力する薬局が報われるかである。

安い方が良質？

というのも、値段が高い財は通常、より良質なサービスとされるが、保険薬局はそうなっていないからだ。

小生が行った分析では、疑義照会（日数・回数および用法・用量に加え安全性やコンプライアンス・QOLの改善に関する疑義）率および調剤ミス発見率、さらには時間に関する患者満足度などが高い保険薬局の方が調剤基本料が低いことがわかった（図表1－1）。これは小生が理事長を務めたNPO法人「薬と健康を考える会」で保険薬局から一定のデータを集め、統計分析を行ったものだ。2003年には57、2004年は都合277の薬局の協力を得た。

図表1-1　調剤薬局のアウトカム比較

	集中度70%超 受付4000回超		集中度70%以下 受付4000回以下	有意差
2003年度				
標本数	11		10	
疑義照会率(%)	9.39	>	3.46	なし
調剤ミス率(%)	1.04	>	0.544	なし
患者満足度(説明)	0.844	>	0.815	なし
患者満足度(対応)	1.120	>	1.075	なし
患者満足度(時間)	−1.522	<	0.817	有、$p<0.01$
患者満足度(雰囲気)	1.000	<	1.020	なし
2004年度				
標本数	23		40	
疑義照会率(%)	9.62	>	3.90	有、$p<0.01$
調剤ミス発見率(%)	2.05	>	1.59	有、$p<0.05$
患者満足度(説明)	0.859	<	0.977	無、$p<0.065$
患者満足度(対応)	1.125	<	1.268	有、$p<0.01$
患者満足度(時間)	0.159	>	−0.146	有、$p<0.05$
患者満足度(雰囲気)	1.053	<	1.186	有、$p<0.01$

注)患者満足度(説明)のみ正規性があったので、T検定を使用した。
他は、Wilcoxの順位和検定を使用した。

ここで使用した保険薬局の質（アウトカム）の指標とは、疑義照会率（薬剤師が処方を出した医師に処方箋の妥当性について質問した比率）と調剤ミス（発見）率の２つである。

さらに、こうした基本データに加えて、患者の満足度を調べるために、２００３年と２００４年11～12月の２回にわたって、全薬局で患者アンケートを実施した。アンケートの質問項目は、「薬局やスタッフに対する評価」と「待ち時間」に関するものだ。

結果は、２００３年データでは、いわゆる「門前薬局」と「面分業薬局」との間にはアウトカムの差はほとんどなかった。前者を「処方箋受付回数４０００回以下で特定の医療機関の処方箋70％以下の薬局」とし、後者を「処方箋受付回数４０００回超で特定の医療機関からの処方箋70％超の薬局」とすると、両者の調剤基本料は2倍以上異なるにもかかわらずそのアウトカムにはほとんど有意差が見られなかったのだ（時間に対する患者満足度を除く）。

他方、２００４年データでは、処方箋枚数の少ない「面分業薬局」の方が時間を除く患者満足度（$p<0.01$）は高いが、疑義紹介率および調剤ミス発見率（$p<0.01$）は、むしろ「門前薬局」の方が高いことがわかった。これでは努力する者が報われない。

例えば、日本医療機能評価機構は薬局から報告のあったヒヤリ・ハット事例をホームページに掲載している。それを見ると、後発医薬品への変更を希望している患者の処方がマイスリー錠5㎎から10㎎に変更になったケースが出ている。入力者、調剤者ともに規格の変更に気付かず、後発品の「ゾルピデム酒石酸塩錠5㎎『DSP』」と入力し、調剤された。監査でも規格変更に気付かず、交付時に患者からの指摘で間違いがわかったという。

マイスリー錠は投与期間が30日の上限が設けられているため、調剤者はどうしても処方日数に意識が向いてしまうとのことだが、患者にとってはたまったものではない。

ともあれ「面分業薬局」と「門前薬局」のアウトカムに有意差がないということであれば、薬剤費適正化の観点から、一物一価にしてはどうか。かりに低い調剤基本料24点(当時)に統一すると、年間約978億円の医療費節減が可能だ。

こうした提案を旧民主党時代の行政刷新会議「規制・制度改革に関する分科会」に行ったところ、当局から「多くの薬局の継続が困難になる可能性がある」との回答が返ってきた。本当にそうだろうか。2011年度の保険薬局の損益差額率(直近の医療経済実態調査)は5・5%(個人11・3%、法人5・1%)と平均マイナス0・5%の病院に比べてすこぶる良好だった。だとすれば仮に調剤基本料を引き下げても、実質

1・5%（978億円÷6・5兆円×100）の値下げで済み、保険薬局の経営は大丈夫ではないか。

現にドラッグストア各社が、医療機関の処方箋をもとに調剤窓口で処方薬を販売する際、患者負担分の代金に応じてポイントを付けている。日本チェーンドラッグストア協会からは「個人負担分に1%のポイントがついても調剤総金額の0・219%にしかならない」という抗議文も頂いていたが、これはある程度の値下げは可能という証左である。6か月延長して2012年10月1日から原則禁止することになっていたポイントカードも「規則違反があっても保険薬剤師取り消しの厳しい処分は行わず、指導にとどめる」だけになり、これでお茶を濁す厚生労働省も嘆かわしい。

求められる「真の競争」

もちろん、ポイントカードが消費者に便益をもたらさないわけではない。しかし、保険薬局は、もっと本質的な「サービスの質」をめぐる競争に踏み込むべきである。例えば、健康に留意してクスリの種類や量を減らした患者には、政府がご推奨の「ヘルスケアポイント」を付加してはどうか。

いずれにせよ、今後も「制度ビジネス」の中で増収増益を続けて行くというなら、デフレ不況で「なけなしのお金」を出している国民に保険薬局がどんな付加価値を提供しているかを改めて示すべきである。まさに保険薬局の「存在意義」、ひいては薬剤師の職能が問われている。

というのも、病医院の前に立ち並ぶ、いわゆる門前薬局で待って薬をもらってお金を払うだけ。これが日本の医薬分業の大多数だからである。

患者から見れば不便極まりない制度だが、院外処方率は1980年度にわずか3・9％だったのが、2015年6月現在で72・7％（病院が76・3％、診療所が71・6％）にまでなっている。

その市場規模は7兆円を超え、この10年間で市場は約3倍以上に成長した。まさに成長産業の有望株で、この市場規模は百貨店業界の売上総額を凌駕する。

しかし、デパートは自費だが、保険薬局は健康保険がきく上に政府がその値段まで決めてくれる。しかも、薬代の他に薬剤師の技術料がオンされている。概ね薬代が4分の3で、残りが調剤基本料や薬学管理料などの技術料（2014年）。ということは約

1・8兆円（7・1兆円×0・25）のコストが医薬分業によって新たに国民に転嫁されたというわけである。

もちろん分業以前も薬をもらうときに調剤料を病医院に払っていたが、それは微々たるもので、いわゆる薬価差益（国が定めた薬価と病医院の購入価の差額）がその穴埋めをしていた。しかし、ひところ23％あった薬価差益も今は8％台。むしろ保険薬を備蓄するコストの方が高くなってしまった。そこで病医院は薬価差益を放棄して、専ら院外処方箋を書くことで収入を得る方向へ転換したという次第である。

医療機関にとってうまみのなくなった薬価差益で薬局経営が成り立つ理由は、病医院は医療法で株式会社の参入が禁止されているが、保険薬局は医薬品医療機器法で薬剤師の免許を持たない人でも経営できるようになっているからだ。その結果、最近はドラッグストアやコンビニ、さらには商社までも薬局経営に参入している。資本力をバックにチェーン化することで「規模の経済」を働かせているのである。中には、株式上場し、立派に外資系機関投資家に配当している企業もある。

あれだけTPP（環太平洋戦略的経済連携協定）への参加に反対した医療界も、なぜか保険薬局には寛大である。国民医療費に占める薬局調剤費の割合は1998年度に

6・7%だったのが、2013年度には17・8%になり、伸び悩む歯科医療費6・8%の2倍強になっている。

繰り返すが、医薬分業は何のために導入されたのか。薬価差益に依存していた医師から薬剤師に調剤権を移すことで処方量、ひいては薬剤費を適正化することではなかったのか。であれば、総点数に占める薬剤料の割合は減少しているはずである。しかし、実際はここ10年間、薬剤費のシェアがほとんど変化していないことを見ると、その削減効果は皆無と言わざるを得ない。特に09年度に調査開始以来、薬剤費は初めて3割を超え、入院外に至っては2015年度に41・1%となっている。

原則GEにできる?

さらに、「後発品シフト」も今一つである。

2002年4月の診療報酬改定で初めて「後発医薬品」(ジェネリック医薬品)という名前が掲載された。その後も後発医薬品に係る加算の導入や処方箋様式の変更など、一連の制度改革がなされたが、後発医薬品の薬剤種類数に占める割合は欧米の7~9割に届かず50・8％（2014年度の社会診療行為別調査）に甘んじている。これを院内処方（入院外・投薬）と院外処方（薬局調剤）に分けて見ると、院内が47・0％、院外が52・2％で、ようやく院内と院外は逆転したものの、その差は5ポイントしかない。

金額ベースでも、薬剤点数に占める後発医薬品の割合は、総数で12・5％にとどまる。ここでも入院外の院外処方は12・7％で、院内処方の12・2％を若干上回っているが、大差はない。つまり、制度がどう変わろうが大半の薬剤師は医師の処方した薬をそのまま調剤しているだけなのである。

薬剤師が一定のリスクを取れないということならば、再度、処方箋様式を変更し、「変更不可」欄に署名のないものはいっそのこと「原則ジェネリック医薬品」としてはどうか。そうすれば最大で約1・3兆円の薬剤費が浮くという試算もある。

実際、ジェネリック薬については、政府が経済・財政再生計画工程表で、「17年央に70％以上」、「18〜20年度のなるべく早い時期に80％以上」と新目標を示している。これを踏まえて「都道府県でも数値目標を設定し、国と一体となって後発医薬品を使用できる環境整備などの取り組みを進める」ことを求めるという。さらに「重複投薬の是正や医薬品の適正使用の推進などについて都道府県目標を設定し、適切な投薬に関する普及啓発、保険者らによる医療機関・薬局と連携した訪問指導の実施支援」を行うよう促す。

また外来医療費に関し、計画最終年度の23年度の都道府県の医療費目標は「医療費適正化の取り組みの効果を反映したもの」とする。過去の医療費の伸び率や将来の人口推計などを用いた外来医療費から、第1段階として、健診実施率70％以上、保健指導実施率45％以上、後発品シェア80％以上の全国目標が達成された場合の効果を見込んで、医療費の縮減額を反映する。第2段階として、1人当たり医療費について、さらに残る都道府県による差（地域差）を一定の方法で縮減したものを目標に据える、としている。

とは言うものの、後発医薬品については依然として「先発品と同等ではない」とか「使用期限が先発品より1年くらい短いのは企業の怠慢だ」といった批判が根強い。事実、厚生労働省の「後発医薬品の使用促進の影響と実施状況に関する２０１５年度調査」によれば、医師が先発医薬品の銘柄を指定する理由として「患者の希望」が最も多く（診療所63・2％、病院63・8％）、次に「品質（効果や副作用を含む）に疑問がある」が多かった。仮に製剤技術などに問題があるとすれば、ジェネリック薬メーカー側にも良質かつ同等の製品開発と普及が求められる。最悪のシナリオは拙速に後発品シェアの向上を目指した余りに「安かろう悪かろう」の風潮がはびこり、昔の「ゾロ品」時代に逆戻りすることだ。これでは本末転倒である。

その点、医療現場や患者から先発品と同じというオーソライズド・ジェネリック（AG）は安心感がある。

武田薬品工業が後発薬世界最大手テバ・ファーマシューティカル・インダストリーズ（イスラエル）と手を組んだのもそのためだ。武田は主力の高血圧治療薬「プロブレス」など約30の特許切れ薬の事業をテバ側に移管。販売額（2014年度）は1250億円と武田の国内医療用医薬品販売の約2割を占めるという（2016年4月13日、日本経済新聞）。

しかし、厳しいコスト削減を余儀なくされている医療機関側の考えも変化しているようだ。実際、ブランド志向の大学附属病院でも後発品シェア80％時代に向け、「どれを後発品に変えようか」ではなく、「どれが後発品に変えられないか」という動きが強くなっているという。そのため〝強気の価格〟が提示されるAGには、「以前より魅力は感じられなくなっている」とされる。

その結果、新薬のない先発品メーカーは四面楚歌の状況で、最近は先発品の製法特許を侵害しているとして、後発医薬品メーカーを訴えるケースが増えている。そうなると先行者の権利を保護する内容で、後発医薬品の開発に影響が出る可能性もある。国も後発医薬品の品質情報を有効成分ごとに体系的にまとめた「医療用医薬品最新品質情報集」（ブルーブック）を今年度内に公表するという。後発医薬品メーカーの再編とあわせて、製薬業界における実現可能な長期ビジョンの策定が求められる。

第2章

見える風景が変わるか？
2016年診療報酬改定

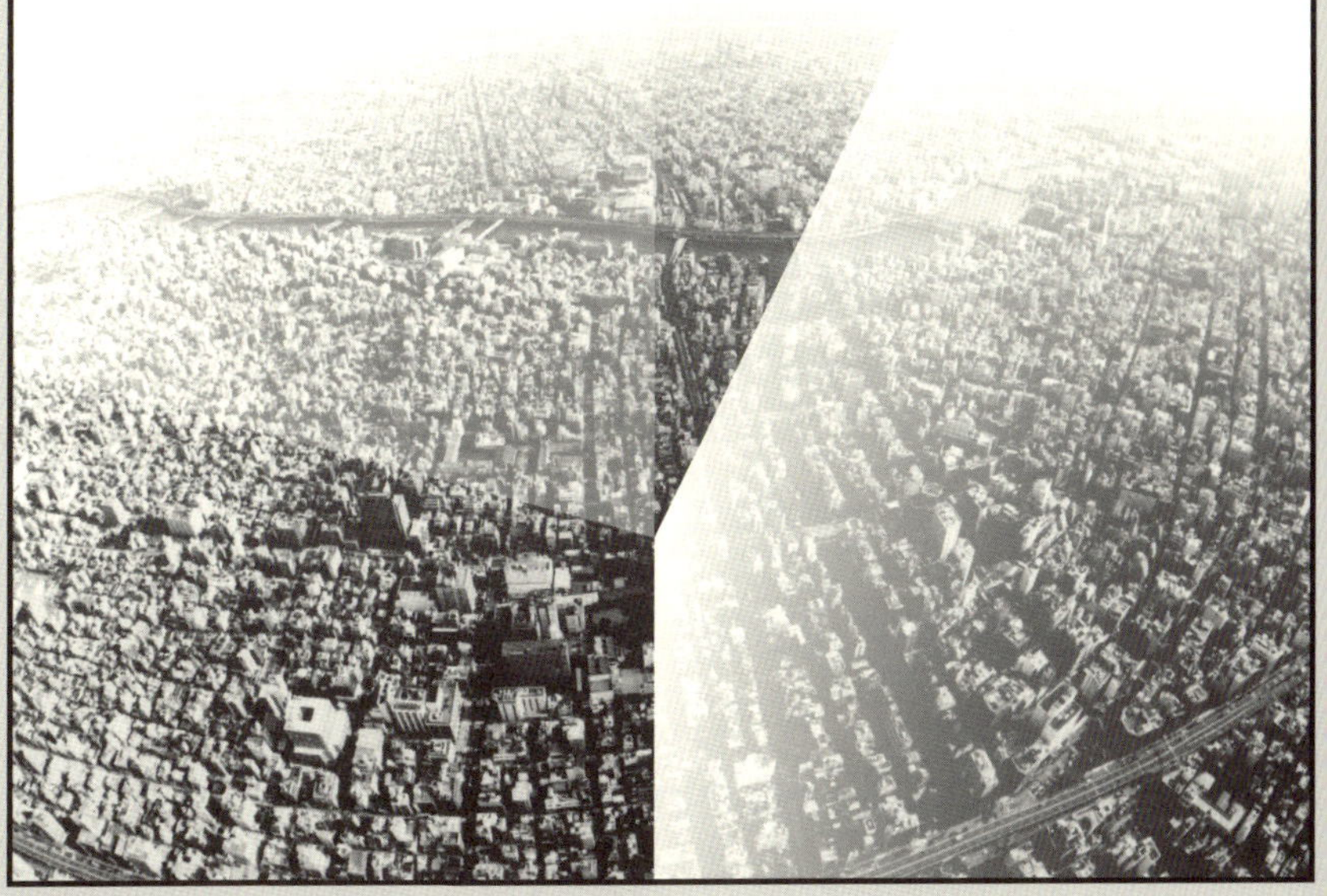

「仮に、政府がわが国の医療費に占める薬剤費比率を、欧米並みの20％に引き下げることを薬剤費適正化政策の目標値としたとすると、製薬業界としては約1兆8720億円（国民医療費約26兆円×（27・2－20％））の売り上げダウンとなる。これは、日本製薬工業協会に属する86社の医薬品売上高（1995年）の32・2％に相当するものである。さらに、見方を変えれば、この適正化規模は、①武田薬品工業、②三共、③山之内製薬、④エーザイ、⑤第一製薬、⑥塩野義製薬、⑦藤沢薬品工業の医薬品売上高を合計した金額（約1兆9100億円）にほぼ一致する。ここまで思い切った薬剤費適正化政策を厚生省は打ち出すかどうかは疑問だが、将来的に製薬業界に対する風当たりが強くなることは間違いない。」

今から約20年前に拙著『押し寄せる薬剤費適正化の潮流』（薬事日報社、1997年）で述べた一節だ。固有名詞まで挙げて製薬企業の再編プランを披露して顰蹙を買ったが、薬剤費比率は診療報酬のマルメと度重なる薬価引下げもあってか、21・9％まで下がってきた。

しかし、その甲斐空しく国民医療費はついに40兆円を超えた。1人当たり31万円だ。こうした中、2016年度の診療報酬改定がスタートした。

厚生労働省は財務省の社会保障費の伸びを1700億円分抑えるという意向を受けて薬価の引き下げで1500億円浮かせた。さらに割安な後発医薬品（ジェネリック）の単価も一段と下げた。

トリプルパンチ⁉

診療報酬改定と薬価改定――2年に1回の恒例の行事だが、今回の薬価改定は少し事情が異なる。従来からの市場拡大再算定20成分44品目に加えて、特例拡大再算定4成分6品目が新設されたからだ。さらに製薬メーカーにとって痛手なのは長期収載品の特例引き下げルール「Z2」がより厳しくなったことである。まさにトリプルパンチだ。

2回目を迎えた長期収載品の特例引き下げ（Z2）については、適用基準である後発医薬品への置き換え率が引き上げられたこともあり、「脱出」した品目は少なく、多くの品目が2回連続で適用を受けた。後発品の初収載から5年以上経過の基準に新たに該当し、対象に加わったものもある。製薬業界はZ2について、置き換え率の基準をクリアするまで何度でも繰り返し引き下げを受ける「極めて厳しいルール」だと訴えているが、それが形となって現れ始めた。

そもそもZ2は、後発品の初収載から5年が経過しても、後発品への置き換え率が国の後発品使用促進の目標数値に合せて定めた基準を下回る長期収載品の薬価を下げるものだ。置き換え率を3つに区分し、それに応じて引き下げ率を定めている。

16年度改定では、後発品使用促進の新たな目標（当面は17年度に70％以上）を踏まえZ2の適用基準を「置き換え率70％未満」（従来は60％未満）に拡大し、置き換え率の3区分も「30％未満」（引き下げ率＝2％）、「30％以上50％未満」（1・75％）、「50％以上70％未満」（1・5％）と10％ずつ引き下げた。

引き下げ率については、特例拡大再算定の導入で財源確保の当てが付いたためか、そのまま据え置かれた。ただ置き換え率が変わった関係で、「20％以上30％未満」の品目の下げ率は従来の1・75％から2％に、「40％以上50％未満」の品目は従来の1・5％から1・75％にそれぞれ引き上がる。

受難の国内製薬各社

その結果、2016年度改定では、439成分1057品目（前回比60成分増61品目減）が適用を受けることになった。今回適用となった1057品目を分母にすると、2回連続でZ2を受けた928品目が占める割合は87・8％となる。売り上げ規模が大きい経皮吸収型消炎鎮痛剤「モーラステープ・パップ」、消化性潰瘍治療剤「タケプロン」、高脂血症治療薬「エパデール」、末梢循環障害治療剤「オパルモン」などが含まれている。特に湿布薬の枚数制限は手厳しい。2012年度の「ビタミン製剤」、2014年度の「うがい薬」と同様にスケープゴートにされた。これで約25億円の適正化だ。しかし湿布薬は、驚くなかれ、1回の処方で70枚（10袋）を超える事例が8・9％もあるというのだ。特にその割合が高いのは、新潟、北海道、秋田、福井、石川県など雪の多い地域。〝越冬処方〟というのか「モーラス」は2回連続で2％の引き下げとなった。

まさに新薬の特許切れ対応を迫られている国内製薬各社にとっては泣きっ面に蜂だ。

新薬に含まれる物質の特許期間は20年。この期間が過ぎれば、割安な後発薬が次々に売り出される。米国を中心に新薬の販売が急減する状況を崖から転げ落ちる様子にたとえて、「パテント・クリフ（特許の崖）」と呼ぶ。

例えば、2010〜13年に立て続けに特許の崖に遭遇したエーザイは、業績低迷から抜け出せていない。特許切れした主力の認知症治療薬「アリセプト」と抗潰瘍薬「パリエット」のピーク時の売上高は、2つの合計で年間5000億円弱。会社全体の売上げの6割を稼いだ2薬が現在は年間1100億円弱にとどまる。2015年夏にはアリセプトを生産していた米国工場をバイオ製薬の米バイオジェンに売却。生産拠点の整理にまで踏み切った。朗報は国内勢27年ぶりに上市されたてんかん治療の新薬「フィコンパ」だ。

それにしても、医薬品の技術進歩は凄まじい。治らなかった病気が治療できるようになり、寿命もどんどん延びた。だが、進化すればするほど、次のハードルは高くなり、新薬の開発には今や10年以上の年限と相当のコストがかかる。

釈迦に説法だが、医療用の医薬品は動物実験で安全性を確認した後、臨床試験（治験）と呼ばれる段階に移る。通常は3段階に分かれ、最初の第1相は健康な人で安全性や用量を判断する。第2相は100〜500人の患者に投与し、副作用も詳しく調べる。第３相はより多くの患者が対象となり、有効性を検証する。

創薬研究からクスリとして販売されるまで10年前後を要するが、開発の成功率は数％程度といわれる。15年前にスイスのロシュグループ傘下に入った中外製薬の永山《ながやま》治《おさむ》会長兼ＣＥＯは言う。「（売上高が数兆円規模の）世界の製薬大手は年間50億ドルから１００億ドルの研究予算がある。これを日本の製薬会社の企業規模でやるのは無理だ。当社はロシュと手を組んだからこそ、大型薬になったリウマチ薬『アクテムラ』などの開発に集中することができた」（２０１６年３月27日、日本経済新聞）。これが戦わずして勝つ「ブルーオーシャン戦略」か。

おそらく生き残れるかどうかは画期的な薬を出せるかどうかだが、日本の製薬会社は研究開発の財源が小さすぎる。再編するか、オープンイノベーションで他社製品の開発権を買うか。ただ買い取るためにはそれを評価する能力が必要。そのためにも自前の研究機能は不可欠だ。

事実、米タフツ大学が２０１４年に発表した研究によると、２０００年以降は１つの薬を開発するのに25億５８００万ドル（約２９００億円）かかっているという。１９８０年代は４億１３００万ドル、90年代は10億４４００万ドルだった。それまでにない効果が求められるので、ハードルが上がり続け、開発コストは増えている。最近、配合剤の上市が増えたのも一理ある。

こうした中、製薬メーカー側はこぞってICT（情報通信技術）分野との連携に乗り出した。薬の効果ではなく、機能を追求することにその狙いがある。

「血糖値を測りデータを送るコンタクトレンズ」「服薬状況をスマートフォンに送信する慢性閉塞性肺疾患（COPD）治療薬の吸入器」。世界では、医薬品とあわせてこうした機器の開発も進む。しかし、政府が後発薬の普及を後押しするなか、今後は国内でも特許切れの影響が米国並みに広がる可能性がある。一段と険しさを増す特許の崖。落ち込みの痛みを事前にどれだけ緩和できるかがカギになるが、一つ間違えば日本発創薬に活路を求めるアベノミクスが瓦解する。

なんと「一物十二価」に

そこで国は薬価の引き下げに加えて大型門前薬局の調剤報酬の適正化を断行した。というのも、第20回（２０１５年調査）医療経済実態調査で薬局経営には「規模の経済」が存在することがわかったからだ。

保険薬局の損益率は、個人が２０１３年度の12・８％から14年度の12・４％に下がった。これに対して法人は９・１％から７・０％と２・１ポイントも下がっている。実は保険薬局は約９割が法人だ。

法人では、13年度と14年度を比べ、保険調剤が94万円の減収となる一方で、給与費は40万円、医薬品等費は１４５万円増えた。これは給与日数の長期化や後発医薬品の普及促進に伴う備蓄品目数の増加等の影響を受けたものである。その結果、費用の９割を占める医薬品等費と管理コストに当たる給与費が上昇して、損益率が低下したとされる。

しかしながら、同一法人における店舗数別にみると、店舗数によって保険薬局の経営状況は随分異なる。「6～19店舗」以外は、13年度と14年度を比べると、軒並み損益率は下がっており、「1店舗」では14年度に税引後でマイナス０・２％の赤字となった。税引前では収支トントンである。これに対して、「2～5店舗」は税引後で３・４％、「6～19店舗」は同８・８％、「20店舗以上」は同９・０％となっている。

つまり、地域密着型の保険薬局の代表ともいえる「1店舗」や「2～5店舗」の損益状況が悪化しているが、門前薬局チェーンは規模の利益を享受しているのだ。

そこで、調剤基本料は6区分になった。基本は「1」の41点だが、特例に当たる「同2」は25点を維持し、大型門前薬局を対象とする新設の「同3」には20点を付けた。「3」は、同一法人グループ全体の処方箋受付回数の合計が月4万回を超える薬局グループに属し、特例の医療機関からの処方箋の集中率が95％を超える、または特定の医療機関と不動産の賃貸借関係のある薬局が対象となる。

また、新たな調剤基本料は、この3区分をベースに、それぞれで医薬品価格の妥結率が50％以下の薬局が対象となる「4」＝31点、「5」＝19点、「特別調剤基本料」＝15点を設けた。

このうち「2」の対象薬局としては、現行の「処方箋受付回数が月4000回超・集中率70％超」「月2500回超・90％超」に加え、「月2000回超・90％超」と「特定の医療機関からの処方箋受付回数が月4000回超」の要件も取り入れて範囲を拡充した。

ただし、特例の対象でも、薬局に勤務している薬剤師の5割以上が「かかりつけ薬剤師指導料」や「かかりつけ薬剤師包括管理料」の施設基準の要件を満たし、かかりつけ薬剤師の業務に相当の実績がある場合には「1」や「4」が算定できる。
一方、調剤基本料の6パターンのいずれの薬局も、かかりつけ薬局としての基本的な業務を1年間実施していない場合には、処方箋受付回数が月600回以下の薬局を除いて調剤基本料の点数を半減するという。まさに、一物十二価だ。ちなみに減算の基準は、重複投薬・相互作用防止等加算、在宅患者訪問薬剤管理指導料などの算定回数で判断し、2017年4月1日から適用する。

さらにエポックメイキングな改定として、かかりつけ薬局・薬剤師を定着させるため、かかりつけ薬剤師指導料（1回70点）とかかりつけ薬剤師包括管理料（1回270点）を新設している。その要件は、①保険薬剤師として3年以上の薬局勤務経験がある、②その薬局に週32時間以上勤務している（例えば1日6・4時間×5日）、③その薬局に6か月以上在籍している、④薬剤師認定制度認証機構が認定している研修認定制度等の研修認定を取得している、⑤医療に係わる地域活動の取組（薬物乱用防止事業・健康教室の開催や講師・薬草に親しむ会への参加等）に参画している――こと。その代わり、患者は一定の同意書にサインすれば24時間体制で相談に乗ってもらえる。

また、基準調剤加算は従前の「1」(12点)、「2」(36点)を32点に統一して、一定の施設基準を設けた。具体的には①近隣との連携を含め24時間対応、②在宅療養を支援する医療機関等との連携体制、③かかりつけ薬剤師指導料またはかかりつけ薬剤師包括管理料の施設基準の届出——などである。要件の一つである在宅業務の実績については、従前の加算1では要件とせず、加算2では「年10回以上」としていたが、新たな基準調剤加算では、過去1年間に1回以上とすることを求めた。ここで留意すべきは「かかりつけ薬剤師指導料」の施設基準を満たさない薬局は、「基準調剤加算」も算定できないことである。基準調剤加算が算定できなければ、処方箋が月2000~2500枚の中規模薬局でも単純計算で1か月当たり60万円~80万円の収入が消えるという。

これで本当に、見える風景——門前薬局が群がる御茶ノ水の学窓から見える風景——が変わるのか。お手並み拝見というところだが、かかりつけ薬剤師の要件である「地域活動」を巡る解釈でもめている現状を見ると大丈夫かと疑いたくなる。「何が地域活動と見なされるか」について、薬局、地方厚生局、薬剤師会などの解釈がバラバラなためだが、かかりつけ薬剤師の同意の取得には、少なくともこれまで以上に対話能力が求められるだろう。典型的な理系人間の薬剤師は学究肌の方が多いためか、薬学的な知識の自己研鑽にはたけているが、コミュニケーションは苦手な人が少なくない。意思疎通がお粗末では患者との信頼関係は築けないが、その一方で口八丁な薬剤師が跋扈するのも困り物だ。

薬局版BSCの試作

そこには一定の「顧客の視点」が必要なのではないだろうか。そこで、先出のNPO法人「薬と健康を考える会」では、経済産業研究所（RIETI）の助成を受けて薬局版バランスト・スコア・カード（以下「BSC」）を試作した。

BSCとは、4つの視点（財務の視点、顧客の視点、内部プロセスの視点、学習と成長の視点）からなる。ここでは、便宜的に財務の視点＝「収益性の向上」、顧客の視点＝「患者満足度の向上」、内部プロセスの視点＝「患者が必要とする薬剤を速やかに、安全にかつ正確に提供すること」、学習と成長の視点＝「医療人としての専門性と奉仕の精神を有した従業員の育成」をそれぞれ戦術目標とした。次にこの戦術目標を達成し

財務の視点

目標	指標
収益性の向上	収益性の向上、コストの適正化、収入の増加

顧客の視点

目標	指標
患者満足度の向上	短い待ち時間、充実した情報提供、良い接遇、利便性

内部プロセスの視点

目標	指標
患者が必要とする薬剤を速やかに、安全に、かつ正確に提供すること	調剤の質の向上、調剤の安全性の向上、在庫の適正化、生産性の向上、地域医療への貢献

学習と成長の視点

目標	指標
医療人としての専門性と奉仕の精神を有した従業員の育成	人材の育成、自己啓発

図表 2-1　BSC の 4 つの視点

たかどうかをチェックする指標だが、財務の視点については「収益性の向上、コストの適正化、収入の増加」、顧客の視点では「短い待ち時間、充実した情報提供、良い接遇、利便性」とした。内部プロセスの視点では「調剤の質の向上、調剤の安全性の向上、在庫の適正化、生産性の向上、地域医療への貢献」、そして学習と成長の視点では「人材の育成、自己啓発」を事前的指標とした。図表2−2ではこれに業績評価指標も付記した。

一般に「疑義紹介率」が高い薬局

図表 2-2　薬局版 BSC のイメージ

視点	戦略目標	成功要因（事前的指標）	業績評価指標（事後的指標）
財務の視点	収益性の向上	収益性の向上	売上高総利益率、売上高営業利益率
		コストの適正化	売上高人件費率（薬剤師）、売上高全従業員人件費率 従業員 1 人当たり売上高
		収入の増加	受付処方箋枚数、1 枚処方箋調剤単価、一枚処方箋技術料比率、後発品採用率、集中度
顧客の視点	顧客満足度の向上	短い待ち時間	平均待ち時間、最大待ち時間、薬剤欠品比率
		充実した情報提供	特別指導加算算定率、薬剤情報提供 1 算定率、薬剤情報提供 2 算定率、患者向け情報（冊子・セミナー）実施回数
		良い接遇	全従業員 1 人当たりの患者数
		利便性	営業時間（年間総営業時間）、一般販売医薬品数、医療材料・介護用品品目数、新規患者率（新規患者／総患者数）
業務プロセスの視点	患者を満足させるための業務の質の向上	調剤の質の向上	疑義照会率 *、重複・相互作用防止加算率
		調剤の安全性の向上	調剤ミス（発見）率 **
		在庫の適正化	在庫回転率、備蓄医薬品在庫品目、医薬品損耗率
		生産性の向上	薬剤師 1 人当たりの処方箋枚数、レセプト返戻率、レセプト査定率
		地域医療への貢献	訪問服薬指導算定率
学習と成長の視点	医療人としての専門性と奉仕の精神を有した従業員の育成と採用	人材の育成	社内研修実施時間、業務関連図書蔵書数、定期購読専門誌数
		自己啓発	研修認定薬剤師比率、1 薬剤師の月間平均自己研修時間、平均在職年数

*：①処方箋の不備、②日数・回数に関する疑義、③用法・用量に関する疑義、④安全上の疑義、⑤コンプライアンス・QOL の改善に伴う疑義

**：①処方内容（適応、用法、用量、含量）の確認漏れ、②調剤行為におけるミス（品名、含量、剤型、数量等）、③調剤監査漏れ（薬袋記入ミス、入れ忘れ）、④患者交付時のミス（患者の取り違い、渡し忘れ、服薬指導忘れ・ミス）（発見）率

は「質の高い薬局」とされる。というのは「医師が天下」とされるわが国の医療界にあって、薬剤師が医師に質すということは滅多にないからだ。事実、1998年度に日本薬剤師会が行った「疑義紹介等状況調査」によれば、受付処方箋枚数に対して疑義照会を行った処方箋の割合は2・2％と低かった。

これに対して本調査における平均値は10・7％であり、疑義紹介率が30％を超える薬局が7か所もあった。これだけ開きがあるのは、薬局によってその定義の仕方が異なるからだと考えられる。

調剤ミス率については、低ければ低いほど望ましいと考えるが、この値がゼロという薬局が32か所もあったことも信じ難い。これも「調剤ミス」の定義が薬局によって異なるからだと考えられる。しかし、元プロ野球選手の賭博疑惑もそうだが、自分の非を正直に申告する者は少ない。そこで薬と健康を考える会では、2004年は「調剤ミス率」を「調剤ミス発見率」と改めた。

3つの知見

ポイントは各指標間の相関だが、データから次の3点が明らかになった。

第一に、「平均待ち時間」と「待ち時間に対する満足度」との相関係数がマイナス0・45（P<0.01）と負の相関が見られたこと。これは、客観的な指標である平均待ち時間が長くなると、主観的な指標である待ち時間に対する満足度が下がることを示唆するものである。本研究では「主観」と「客観」に一致を見たことで待ち時間に対する満足度の算出方法は、ある程度の妥当性を有すると言える。

第二に総利益率と強い相関があったのは、「集中度70%超ダミー（マイナス0・640）」、「営業利益率（0・662）」、「処方箋単価（マイナス0・712）」、「処方箋に占める技術料比率（0・680）」の4つであったこと（カッコ内は相関係数）。一般に、サービス業では「客単価」と「利益率」は正の相関関係があるとされるが、保険薬局の業界では、全く逆の傾向が見られる。

処方箋収入は、「技術料＋薬剤料」であり、1枚あたりで得られる技術料は変わらない。よって、「処方箋単価」が高いということは、「薬剤料」が高いということを示す。実際、処方箋単価と技術料比率の相関係数はマイナス０・８０４であり、処方箋単価が高くなると、技術料比率が下がっていることがわかる。

ちなみに、1店舗1日平均売上高が80万円を超す日本調剤の原価率は82・４％（２０１５年３月期）で、アインホールディングスの84・６％、クオールの87・８％、総合メディカルの86・３％、アイセイ薬局の87・４％を凌駕している（ビジネスリサーチ・ジャパン）。

そして第三は、保険薬局における経営の質の指標とも言える「総利益率」「営業利益率」と医療の質の指標とも言える「疑義照会率」「調剤ミス（発見）率」「患者満足度」との関係を調べると一定の相関が見られたことである。

特に「利益率」と「調剤ミス率」の間には強い負の相関が見られた。これは調剤ミスを少なくすることが薬局の収益性向上につながることを意味するものである。換言すれば薬局版ＢＳＣにおける内部プロセスの視点と財務の視点が連結していることを示唆するもので、ＢＳＣの有用性も同時に証明された。

国も分業にKPI

くしくも、厚生労働省も2016年度からKPI（Key Performance Indicators）を設定するという。これはかかりつけ薬剤師・薬局の普及を目指す「患者のための薬局ビジョン」を実現させる施策の一つとして、達成状況を定期的に把握する新たな指標だ。具体的な指標は、①かかりつけ薬剤師・薬局数、②服薬情報の一元的かつ継続的な把握と薬学的管理・指導の取り組み件数、③重複投薬・相互作用防止の取組件数、④重複投薬の件数、⑤在宅医療への取組件数、⑥後発医薬品の使用割合――の6項目。

例えば、①では「かかりつけ薬剤師」の役割を発揮できる薬剤師を配置する薬局数、②ではかかりつけ薬剤師指導料とかかりつけ薬剤師包括管理料の算定件数の増加を目指す。

次いで③では重複投薬・相互作用等防止加算の算定件数を2020年に14万3003件以上（2012～14年の平均件数の2倍以上）にする数値目標を課している（ただし、この算定件数は、服薬情報の一元管理が求められる「かかりつけ薬剤師」の推進によって上昇するものの、処方が改善されれば減少、もしくは一定の範囲内に収まると見込んでいる)。そのために④では重複投薬の見える化を急ぐ。具体的には、1人の患者が同一期間に複数の医療機関から同じ薬効の処方を受けている件数を都道府県ごとに見える化するという。

また在宅に関する⑤では、地域包括ケアシステムの促進を狙って調剤報酬の在宅患者訪問薬剤指導料や介護報酬の居宅療養管理指導費、介護予防居宅療養管理指導費の算定件数の増加を目指す。

そして⑥の後発医薬品の使用割合に関しては、後発品の数量シェアを2017年なかばに70%以上、18年度から20年度末までの間のなるべく早い時期に80%以上とすることを目標とする。KPIと言えば、経済財政諮問会議の社会保障ワーキング・グループも、後発医薬品の品質確認に必要な溶出試験等の検査を16年度に約900品目について実施するという方針を打ち出している。15年度が約400品目だったので倍増だ。

KPIはBSCと密接に関係しているので、小生らが10年前に行った〝徒労〟も少しは役立ったということだろうか。

第3章

「勝ち組」と「負け組」の二者択一!?

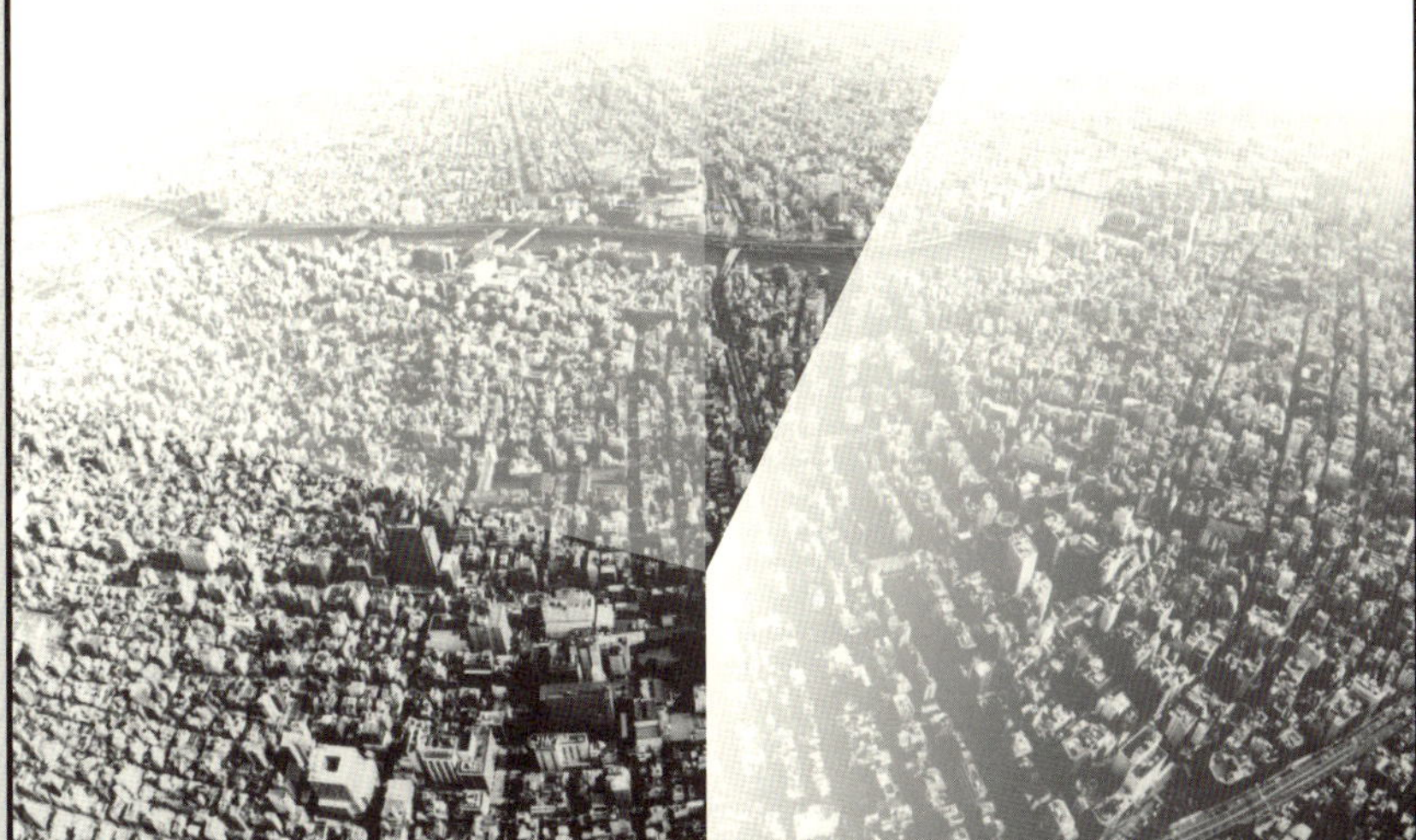

こうした制度改革に対して、薬局業界の対応は悲喜こもごもだ。

最も動きが早いのは、完全面分業を旨とする長野県上田市の上田薬剤師会（飯島康典会長）だ。薬剤師が患者の自宅に出向き、医師と連携して治療に当たる仕組み「在宅薬剤管理（ＨＭＲ）」について学ぼうと２０１６年３月、市内でワークショップ（参加型講習会）を開いた。同会が友好提携を結ぶオーストラリア薬剤師会のリリー・チョンさんが講師を務めた。

チョンさんによると、ＨＭＲは資格認定過程を終了するなどの条件を満たした薬剤師のみが携わり、患者との面談を通して健康状態や治療上の不安などを聞き取る。相手の状態を理解した上で円滑なコミュニケーションを心掛け、薬の服用や健康管理を促すのが大切だという（２０１６年３月21日の信濃毎日新聞）。これも、かかりつけ要件の「地域活動」の一環か。

過半数が連携で24時間対応

興味深いのは、上田薬剤師会のパフォーマンスの高さだ。

神奈川県の大和綾瀬薬剤師会（大塚孝明会長）が、会員薬局の現状把握と今後の方向性を探るため、医薬分業の先進地域とされる上田薬剤師会と取り組み状況を比較したところ、両者に大きな違いがみられたという。同調査は、大和・綾瀬58薬局（回収率53・4％）と上田89薬局（同39・3％）を対象に２０１５年12月〜２０１６年1月にかけて実施された。具体的には施設概要や医薬品などの供給体制、薬局利用者の薬歴管理の状況、地域連携体制の状況など、調査項目ごとに両薬剤師会の実態を比較した。

24時間対応可能な体制構築の状況を見ると、上田では「地域の薬局と連携して24時間対応可能な体制を構築している」との回答が51・４％と最も多く「自局のみで24時間対応可能な体制を構築している」との回答も42・９％に上った。これに対して大和・綾瀬で見られた「24時間対応可能な体制ではない」との回答は、上田ではゼロだった。

また、一般用医薬品（ＯＴＣ薬）の取扱品目数については、大和・綾瀬が平均54・５品目、上田が平均３５２・７品目と6倍以上の差がみられた。衛生材料の取扱品目数もそれぞれ平均13・３品目、平均１０４・７品目と8倍くらいの開きがある。

1週間に応需した処方箋のうち疑義照会を行った割合は、大和・綾瀬で平均４・０％、上田で平均４・７％と大きな差はなかったものの、中央値はそれぞれ３・２％、２・

0％とむしろ逆転。ただし、大和・綾瀬で最も多かった疑義照会内容が「記載漏れや判読不能」「用法に関する疑い」だったのに対し、上田では「投与日数・投与量等に関する疑い」が最も多く、次いで「残薬による処方日数調整の確認」が続いた。一言で疑義照会といっても、全く様相が異なる。

さらに2015年4〜9月における健康・介護に関する相談対応実績（延べ人数）は、大和・綾瀬が平均642・9人と上田の平均296・6人を上回っているが、これも中央値で見ると、上田が60人で20人の大和・綾瀬の3倍となり、逆転していた。パフォーマンスから見ると、「真田丸」に軍配が上がるのではないだろうか。しかし、大和綾瀬薬剤師会も負けてはいない。聞けば、食生活のサポートを含めた地域の健康維持・増進のための体制整備を目指し、神奈川県栄養士会と業務提携を結んだという。まさに「餅は餅屋」だ。

株式会社も負けていない

調剤薬局事業などを展開する株式会社南山堂ホールディングス（東京都港区）の対応

も迅速だ。２０１６年3月に認定薬剤師の資格取得に必要な費用を全額会社負担すると発表した。所属する薬剤師３１０人（パート含む）が対象で、すでに認定取得している約50人に対しては次回の更新料を全額会社負担する。傘下の南山堂を含むグループ直営薬局の71店舗で、研修認定薬剤師の配置を促進するという。

実際、調剤薬局チェーン大手各社でも２０１６年度調剤報酬改定を受けて、かかりつけ薬剤師の勤務表や時間外連絡先を患者に提供する方法などが固まってきた。提供方法は、勤務表に関してはカレンダー形式の紙やカードが目立つ一方、開局時間外の連絡先に関しては同意書、名刺、勤務表など企業によって利用するツールが分かれる。

また、24時間相談体制の中で実際に電話相談対応など、時間外にかかりつけ薬剤師としての業務を行った場合の薬剤師に対する報酬に関しては、残業代や手当での対応が主流。中には「現時点でほぼ全店舗で24時間相談体制を取っており、対応した電話時間や店舗出勤が必要となった場合は、移動も含め分単位で残業手当を支給している。今後のかかりつけ薬剤師も同様の予定」との企業もある。例えば、調剤薬局のチェーン展開を図る徳永薬局（東京都）は1年後をめどに、基準調剤加算（32点）を算定できる店舗を全体の9割まで持っていくという。首都圏を中心に約50店舗を展開し、処方箋受け付け回数が月４万回超の薬局グループに属する同社では、調剤基本料３（20点）に該当する店舗が2店舗ほどあるものの、残りの店舗は基本料１（41点）になる見通し。同様に調剤薬局大手４社（アインホールディングス、日本調剤、総合メディカル、クオール）の２０１６年度の業績予想も強気だ。今４月の調剤報酬改定の影響で増収率が鈍化するうえ、「かかりつけ薬剤師」制度で人件費が増えるため純利益の伸びは鈍化するものの、過去最高の連結決算を予想している。

東京都薬剤師政治連盟の政治セミナーで「調剤報酬改定の影響と対応」と題して発表した渋谷《しぶや》弘治《こうじ》氏の試算によれば、２０１６年度の調剤報酬改定は、調剤基本料、基準調剤加算、後発医薬品調剤体制加算という機関フィーを見直して約６６０億円の7割弱を捻出したという。そこで浮いた財源を新設点数に充てる一方、残りを対人業務の評価に向けたというわけだ。興味深いのはその続報だ。

各地方厚生局が公表している施設基準受理数が6月になってすべて出揃った。それによれば、調剤基本料1を届け出た薬局は4万９８０５薬局（87・2％）、調剤基本料２は１８９１薬局（３・３％）、調剤基本料3は３６４８薬局（６・４％）、調剤基本料４は17薬局（0・03％）、調剤基本料5はゼロで、届出を行わなかった薬局（＝特別調剤基本料）はなんと1781薬局（3・1％）もあった。ちなみに、調剤基本料1の保険薬局に占める割合が最も高かったのは長野県（95・9％）で、このほか東京都、大阪府のほか14県が90％を超えた。最も低かったのは栃木県（71・8％）で、ほかに80％を下回ったのは福島県と新潟県であった。

ここで留意すべきは、調剤基本料3が6・4％と、渋谷氏が想定した3・5％を大きく上回ったことだ。これは、月間4万回以上の処方箋を受けるチェーン薬局グループの総数が想定の20％を上回ったことに加え、集中率が95％を超える薬局が90％超薬局の9割以上に達したことが関係していると考えられる。

これに対して、注目のかかりつけ薬剤師指導料とかかりつけ薬剤師包括管理料に係る施設基準届出薬局数は2万3141薬局で、保険薬局の40・5％であった。要件の一つである「医療に係る地域活動の取組に参画していること」の解釈をめぐって当初混乱したが、まずまずの結果だ。

地域別に見ると、保険薬局に占める割合が最も高かったのは佐賀県（63・2％）で、奈良県（62・1％）がこれに続き、石川県、長野県、静岡県、和歌山県、山口県、香川県が50％を超えた。一方、最も低かったのは宮城県（13・3％）で、次いで沖縄県

（16・1％）であった。また、福島県、千葉県、山梨県、徳島県、長崎県が30％を下回った。今後は、こうした地域格差も解消してほしいものだ。

第二薬剤師会設立？

今回の調剤報酬改定に対して、日本チェーンドラッグストア協会（ＪＡＣＤＳ）の言動は激しい。成り行き次第では〝第二薬剤師会〟的な組織運動に発展する展開も考えられる。

というのも、今回の改定における日本薬剤師会の対応は薬局経営の観点や思惑を中心とした議論に終始し、実際に現場で活動する勤務薬剤師の意見が全く反映されていないとの声がＪＡＣＤＳ会員から出ていたからだ。

株式会社ネグジット総研の久保《くぼ》隆《たかし》執行役員の試算によれば、新たに調剤基本料２になる薬局では改定から半年後で月間の調剤売上高が改定前に比べ約２３０万円減、うち技術料は37万円近くのマイナスになるという。その前提条件は、今年（２０１６年）３月の処方箋受付回数が２４００回、集中率95％、調剤基本料41点で、基準調剤加算1、後発品調剤体制加算1を算定している薬局。それが今4月以降は調剤基本料2（25点）に甘んじ、基準調剤加算は取れず、6か月以内の再来局患者（手帳あり）は50%、かかりつけ薬剤師指導料の算定患者も5%と仮定した。なんとか半年後には後発品使用率65%を達成して後発品調剤体制加算1（18点）を算定してもこの加算がとれなければ、さらに80万円を超える減収となってしまう。事実、後発医薬品使用割合の大幅なハードル引き上げにより、8000以上の薬局がふるい落とされたという試算もある。

さらに、同社が全国の薬局163店舗を対象に今年3月と4月の状況を比較したところ、4月の技術料単価がマイナスとなった薬局が全体の74・2%となった。中央値はマイナス116円で、技術料の平均単価も2315・3円から2225・7円へと3・9ポイント減少したという。

また、日本保険薬局協会のアンケート調査によれば、回答のあった47社3994薬局のうち、16年3月時点では調剤基本料1が3785薬局（94・8%）、基本料2が209薬局（5・2%）であったが、調剤報酬改定後は基本料1が2827薬局（70・8%）、基本料2が179薬局（4・5%）で、基本料1は24・0ポイント減、基本料2は0・7ポイント減となったという。そして基本料3が988薬局（24・7%）と4

分の1を占め基準調剤加算の届出数も89・0％（うち基準1が66・6％）から22・9％へと64・1ポイントも減少した。

こうした厳しい改定結果を受けて堪忍袋の緒が切れたのか、JACDSの宗像守《むなかたまもる》事務総長は、「不祥事が起こればドラッグストアやチェーン批判を行うなど、同じ薬剤師を代表しながら偏りが否めない」と、日薬に対して手厳しい（2016年3月4日、薬局新聞）。

さらに、日薬加入率が薬剤師数全体の4割を切っている実情を踏まえ、「日薬が現在の組織および組織率、活動方針のままなら日本の勤務薬剤師を考える団体が必要と思う」と語るなど、日本ヘルスケア協会内に新たな薬剤師会の設置を目指す可能性を示唆している。

ロビイが強い日医

しかし、もっと露骨なロビイを展開しているのが日本医師会だ。

2016年の診療報酬改定論議では、薬剤使用の適正化が重要課題の1つに挙がっていた。医療費のムダにつながるとして特に問題視されたのが、大量の薬の飲み残し、いわゆる残薬だ。その解消に向け、患者宅にある服用薬を保険薬局に持参させて残薬削減に取り組むという方針が、中医協では早い段階から議論されてきた。

ところが、議論は思わぬ展開を見せる。残薬整理は保険薬局の薬剤師に任せる方向で話がまとまるかと思いきや、日医出身の診療側委員から「物言い」が付いた。大病院での行き過ぎた長期処方が残薬につながっているとして、長期処方に制限を掛けるべきだとする主張を打ち出したのだ。

結局、それが通る結果となり、今4月からは、30日を超える長期処方を行う際には次のような取り扱いをすることになった。

医師は患者に対して、長期投薬が可能な程度に病状が安定し服薬管理が可能であるかを確認し、病状変化時の対応法を伝えておく。それができない場合には、①30日以内に再診する、②200床以上の病院なら200床未満の病院か診療所に文書による紹介を申し出る、③病状は安定しているが服薬管理が難しい場合は分割指示処方箋を交付する――のいずれかを実行しなければならない。

要は、初診も再診も処方期間は30日を原則とし、それを超える場合は理由を書く。それが嫌なら大病院は、診療所や中小病院に患者を紹介して診てもらえ、という話だ。明らかな患者誘導策であり、日医にとってうまみが大きい。その余波は後述の米国ギリアド・サイエンシズ株式会社の高額C型肝炎治療薬「ソバルディ」(錠)と「ハーボニー」(配合錠)のボトル包装にも及ぶ。ボトル1本分(28錠)に当たる28日処方が認められたにもかかわらず、医師が「7日分」「14日分」の処方箋を出すケースが少なくないからだ。そのため薬剤師はボトルから必要量を取り出した後の余った分が「不良在庫になるのではないか」と怯えている。

実は2015年発売にされた「ソバルディ」と「ハーボニー」については、特例的に新薬の14日処方制限の対象とされず、1ボトル分となる「28日」までの処方が認められた。通常の治療では「84日」の服用となるため、ボトル3本分でぴったりとなる。

ところが、医療現場で必ず28日分の処方が行われるわけではない。治療初期には副作用の確認などを理由に「毎週」「2週間に1度」の通院を求める医療機関もあり、薬局にも7～14日分の処方箋が持ち込まれる。薬局は必要量を取り出し分包したうえで患者に渡すため、ボトルには14～21錠が残ることになる。

悩ましい不良在庫

余った製剤が不良在庫となるリスクは、薬局経営にとって甚大だ。例えば、「ハーボニー」の薬価は特例拡大再算定で1錠8万171円から5万4797円に引下げられたが、それでも14～21錠が不良在庫と化せば、単純計算で約112～168万円の損失となる。患者の再訪が確約されていれば何ら問題は生じないが、患者は薬局を自由に選べる。加えて、副作用によって治療を中断する患者もいるため薬局の努力だけではどうにもならない。

日本薬剤師会でも「薬局間で不動在庫を交換しようにも、裸錠瓶入りで過酷試験成績が40日前後では安定性に不安がある」、「(処方日数を延ばしてもらえないかと) 処方医に疑義紹介をしても副作用確認のためだけに応じてくれない」といった悩みが会員から噴出している。「ギリアド社に包装変更を求めるべき」、「今後発売される高額薬剤にも

14日分以下のＰＴＰ包装を提案すべき」などの声も根強い。
聖路加国際病院の石丸博雅《いしまるひろまさ》医薬品情報室長が２０１４年、同院で廃棄した抗がん剤の費用を試算したところ、年間７０００万円にも及んだという。抗がん剤全体の７％を占めたが、現在は２年前よりも高額な薬剤が発売されているので、廃棄コストはもっと上昇しているのではないか。

これを意識してか、日本病院薬剤師会の調査検討委員会は２０１５年、国内の総売上高が高い15種類の抗がん剤の廃棄に関する全国調査を行った。全国３９７（当時）のがん診療連携拠点病院に調査を行い、１８７施設（回収率47・６％）から回答を得た。その結果、廃棄されている抗がん剤は、１年に約94億円と算出された。

慶應大学大学院の岩本隆《いわもとたかし》特任教授によると、〝オールジャパン〟では、廃棄される抗がん剤は少なくとも年に４００～５００億円に達するという。

薬剤廃棄問題の解決策は２つ。１つは当面の方策として、メーカーに小瓶の規格を求めること。瓶の規格が増えれば薬の廃棄量は減る。ただ、調製する手間や時間が、瓶の本数分だけ増えるデメリットがある。

もう1つは、1本の薬剤を複数の患者が使用する「分割使用」の可能性を探ること。そのためには、適切な保存方法や保存期間の「基準」を作る必要がある。なかには、分割使用に適さない薬剤もある。病院の規模によって患者数も違うから、1瓶を複数の患者が使うにしても、薬を使い切るまでの期間が異なることが考えられるからだ。

国の財政や保険者の懐が苦しいなか、今は患者が負担している廃棄薬剤の費用を、だれが、どう負担するかのルール化も必要だ。

進むか「お薬手帳」の電子化

ロビイといえば、小生が4年間兼務した日本医師会のシンクタンク日医総研も元気だ。最近、診療補助行為を法的に整理したワーキングペーパーをまとめた。それによると、医業(医行為)には投薬が含まれ、調剤行為には医師による調剤が含まれるとの解釈が示されている。さらに、医師の指示がある場合に限っては、看護師・准看護師による調剤も広範な意味の診療補助行為として可能であるという。

日医総研によれば、薬剤師法により薬剤師に許される行為は、「医師の処方に忠実に従って調剤すること」のみだ。「患者の病名もしくは容体を聞き、その病状を判断して調剤・供与」することは、判例により医師法17条の医業に該当するという。

しかし、こんな抵抗勢力なんのその。お薬手帳の電子化は粛々と進んでいる。

例えば、ポケットファーマシー販売株式会社（東京都）の電子お薬手帳「ポケットファーマシー」を導入する薬局数が好調に推移している。2016年2月には西日本の大手ドラッグストアチェーン（350店舗中、約60店舗調剤併設）が採用を決めたほか、新潟県長岡市を中心に調剤薬局7店舗を展開する株式会社スギモトコーポレーションなども契約。さらに、有力調剤薬局チェーンの導入もほぼ決定しているという。使い勝手の良さが評価されているほか、2016年度調剤報酬改定で、一定の条件を満たせば、電子お薬手帳も紙のお薬手帳と同様に薬歴管理指導料が算定できるようになることから、導入に踏み切る薬局が相次いでいる。

契約済みの薬局は現在70～80社。契約店舗数は700店舗を超えており、1000店舗達成のめども付いた。1年前の店舗数は300店舗ほどだったので、この1年間に約400店舗も増えたことになる。契約している薬局は数店舗規模のところが多く、店舗は北海道から九州まで広がる。2年前には栃木県薬剤師会、2015年には千葉県の八千代市薬剤師会も入会した。

同手帳が支持されている理由に、システム内容の充実や簡便な操作性などがある。電子お薬手帳機能のほか、かかりつけ薬局・薬剤師支援、在宅患者向け業務支援、地域医療・介護連携支援などの機能も搭載している。

利用する患者数は右肩上がりで推移しており、毎月5000人のペースで増加。1年前に2万人ほどだった利用者総数は現在4万3000人を超えている。利用者層は幅広く、女性では40代、男性では50代が最も多い。同社は16年度に5000店舗、利用患者数100万人を目標に掲げている。

今後は、医療用医薬品と一般用医薬品が手帳に記録された際に薬局がボタン一つで飲み合わせのチェックができる「OTC薬チェック機能」や患者の検査値などを入力できる「健診・バイタル情報入力機能」も追加するという。

電子処方箋も特区？

こうしたICT化の流れを全面的にサポートするのがアベノミクスだ。

政府は2016年3月、国家戦略特別区域法の一部改正案を閣議決定。改正法は原案どおり成立し、6月公布された。これにより医薬品医療機器法の特例が設けられ、特区内の薬局の薬剤師は、特区内の一定の地域に居住する者に対し遠隔診療が行われた場合に、対面ではなくテレビ電話などを活用した服薬指導を行うことができることになった。

改正条文には、「薬剤遠隔指導」が映像・音声の送受信によって相手の状態を認識しながら通話する方法であって、薬剤の適正使用に向けて薬学的知見に基づく指導などを適切に行うために厚生労働省令で定める基準に沿って行われるものであること、そして利用者の居住する場所を訪問することが容易でないなど、厚労省令で定める場合に薬剤遠隔指導を認めることなどが盛り込まれた。

NTTドコモの全額出資子会社、株式会社NTTドコモ・ベンチャーズ（東京都港区）は2016年3月、同社が運営するファンドを通じて、薬局向け支援システム開発を手掛ける株式会社グッドサイクルシステム（東京都渋谷区）に出資したと発表した。グッドサイクルはiPadに対応した薬歴システムなどを展開しており、NTTドコモの電子お薬手帳サービスなどと連携させることで付加価値の高いサービスの提供を目指す。

ＮＴＴドコモは、今４月から電子お薬手帳でも紙のお薬手帳と同様に薬剤服用歴管理指導料が算定できるようになったことを受け、電子お薬手帳サービス「おくすり手帳Ｌｉｎｋ」の提供を開始している。ＮＴＴドコモ・ベンチャーはベンチャー企業への出資を行うファンドの運営などを手掛けている。

このほか、電子処方箋の運用も今４月から解禁された。厚生労働省は、ｅ－文書法（正確には、平成16年法律第１４９号民間事業者等が行う書面の保存等における情報通信の技術の利用に関する法律＋平成16年法律第１５０号同法律の施行に伴う関係法律の整備等に関する法律）に基づく厚生労働省令を改正した。これにより電子処方箋の運用が可能になるが、電子処方箋に欠かせないＨＰＫＩ（保健医療福祉分野の公開鍵基盤）による「薬剤師資格証」の発行も漸次スタートする。

電子処方箋の運用手順は、まずは地域医療連携ネットワークなどに参加している医療機関が診療に先立ち、サーバーに「処方箋ＩＤ」を要求。診察後に処方箋を作成し、ＩＤを付けた電子処方箋をサーバーに送信する。患者はＩＤが記載された「電子処方箋引換証」を医師から受け取り、これを薬局に提出する際に医師から伝えられた確認番号を伝達する。薬局がＩＤと確認番号によりサーバーに電子処方箋を要求すると、電子処方箋が送信されるというのが大まかな流れだ。

移行期の対応として、患者が電子処方箋に対応できない薬局を選ぶ場合も想定し、電子処方箋引換証の「電子」と「引換証」の部分を二重線で消すことなどによって、そのまま処方箋として取り扱うことも認める。

国も動き出した！

そして国も重い腰を上げた。国立成育医療研究センターが「小児医療情報収集システム」を２０１６年3月に稼働させた。世界的にもまれな、小児に特化した１００万人規模のデータベースの構築を見込んでいるという。安全対策への活用はもちろん、適応外使用が多く、ふさわしい剤形もないなど、立ち遅れている日本の小児薬物療法を前進させる可能性がある。全国６つのナショナルセンターを中心にした臨床開発のインフラ「クリニカル・イノベーション・ネットワーク（ＣＩＮ）」にも、収集システムの情報を展開する方針だ。

同収集システムは同年2月末までに、４つの小児施設と33クリニックを訪れた患者14

万人の①問診、②病名、③処方・注射、④検査——の情報を蓄積済み。4つの情報を同センターが解析することで、医薬品ごとの副作用の発現頻度の比較や、小児への適応外使用や剤形変更の実態が分かるという。治験への活用では、プロトコルに合致した患者の検索だけでなく、患者の実態を念頭にプロトコルを組むことも可能だ。

将来的には小児施設の研究者や製薬企業の求めに応じ、国立成育医療研究センターで解析したデータを提供するという。

さらに政府は4月、抗生物質が効かない「薬剤耐性菌」対策として、初の行動計画案をまとめた。実は、抗生物質が効かない薬剤耐性菌の1つ「ESBL産生菌」で少なくとも66人の子供が敗血症を発症し、うち2人が亡くなっているという。日本新生児成育医学会が、子供への影響を初めて調査した結果だ。小児科のある医療機関520施設に送り297施設（57・1％）が回答、このうち60施設が2012〜14年度に18歳以下の小児感染者がいたと答えた。抗生物質の使いすぎが一因とされることから、国は感染症治療などでの抗生物質の使用量を2020年までに、大人も含めて13年比で約3割減らす目標を掲げた。このテーマは今年5月に三重県で開催された「伊勢志摩サミット」でも議題になったが、医療機関や患者に抗生物質の適正な使用を促すという。

具体的には、経口のセファロスポリン系、フルオロキノロン系、マクロライド系抗菌薬の使用量を、２０２０年までに13年比で半減させる。静注の抗菌薬も20％減らし、抗菌薬の使用量を全体で33％減らす。これは世界保健機関（ＷＨＯ）が２０１５年５月の総会でまとめた薬剤耐性に関する国際行動計画を受けたものである。

特筆すべきは、最近、耐性菌に対して使える薬がなくなっていることである。２系統以上の薬が効かないものを多剤耐性菌というが、最近は２、３種類の薬しか効かない超多剤耐性菌がまれではなくなり、効く薬が全くない汎耐性菌も報告されている。例えば、皮膚などから薬剤耐性のアシネストバクターが見つかったり、カルバペネム耐性の腸内細菌（ＣＲＥ）が知らないうちに人の腸管に広がっていたりして問題になっている。

米国では耐性菌感染症治療薬の市場独占期間を５年間延長するなどのインセンティブを与える法律が成立したが、日本は遅きに失した。

そこで薬剤耐性感染症（ＡＲＩ）の治療薬は新たに優先審査制度を創設するなどし、開発を支援するという。さらにＡＲＩ治療薬の開発支援では、特許期間の延長や薬価上の優遇策なども検討される可能性が大きい。これは内閣官房が発表した「薬剤耐性（Ａ

ＭＲ）対策アクションプラン（ＡＰ）案」に盛り込まれた内容だ。

誰も「負け組」になりたくないだろうが、要は患者にとってよかれと思ったことを率先して行動した者が「勝ち組」ということだろうか。

第4章

求められる
薬剤給付のルール化

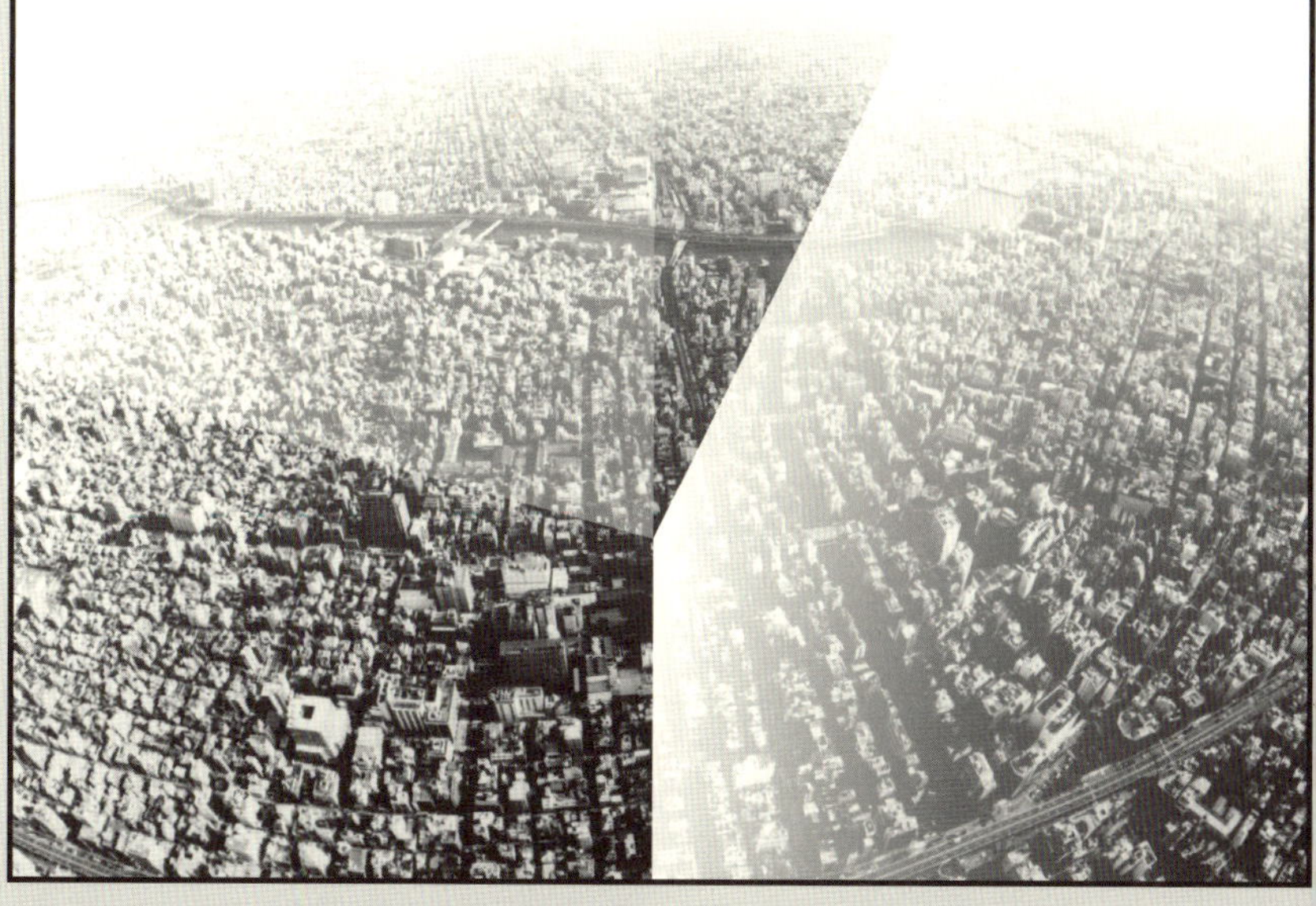

景気弾力条項付きとはいえ、社会保障・税一体改革において消費税率を段階的に10％に引き上げることが決まっているが、２０１７年４月からとされていた８％から10％へのアップは再延期となった。ここで留意すべきは社会保障制度改革推進法にある次の文言だ――「医療保険制度については、財政基盤の安定化、保険料に係る国民の負担に関する公平の確保、保険給付の対象となる療養の範囲の適正化等を図る」。これは国内総生産（ＧＤＰ）と比べた基礎的財政収支の赤字を可及的速やかに黒字化しようとする決意表明だが、当面は消費税収が増えないので、社会保障財源が不足する。となれば、入るを量りて出ずるを制するのが世の常。高額な医薬品や医療技術について何らかの経済評価が必要になる。その１つが費用対効果分析だ。

そもそも費用対効果分析は、医療の価値とコストを正確に比較することを通じて最適な医療の提供を実現し、国民の厚生の最大化と医療の健全な発展に寄与することを目的とする。例えば２０１６年４月から一部保険適用となった粒子線治療も頸頭部がんで眼球を温存できるケースなどは疑いもなく価値のある治療方法だ。しかし、手術療法や一般の放射線療法など他の治療方法でも同程度の医療成果・ＱＯＬを得ているがん種において、どこまで適応すべきかについては、必ずしもコンセンサスは得られていない。

三転した値付け

そうした中、C型肝炎の治療に高い効果が期待できる薬が日本で使えるようになった。米ギリアド・サイエンシズ社が開発した「ソバルディ」（成分名ソホスブビル）だ。ソバルディは日本で１５０万〜２００万人のC型肝炎患者の２割から３割を占めるといわれる「２型」と呼ばれる患者に効果がある。これまで一般的に用いられてきたインターフェロンを中心とした治療は注射が必要な上、２割程度の患者には効果がなかった。これに対してソバルディの日本での治験では、１日１錠12週間の経口での投与で96％で肝炎ウイルスが消えたほか、副作用も軽度。

そのためかC型肝炎の治療を変える薬として海外でも実績を積み上げている。２００3年12月の米国での発売を皮切りに38か国で販売され、売り上げは１００億ドル（約１兆２０００億円）を超えた。

確かに患者にとっては朗報だが、手放しで喜べない。価格が高額だからである。１錠（1日分）の薬価は特例拡大再算定で6万１７９９円から4万２２４０円に引下げられたが、それでも12週間投与すると併用薬分も含めて1人当たり約３８０万円かかる。

興味深いのはその値付け。インターフェロン治療に用いる3種類の薬剤のうち、ソバルディ投与の際にも用いる薬を抜いた2剤で治療した場合と同等になるよう計算。その結果、まず1錠2万3396・7円と設定した。その上で、①新規性が高い、②類似薬と比較して有効性と安全性が高い客観的なデータがある、③治療方法の改善が客観的に示されている――の3点を満たすとして、2倍の4万6793・4円にした。「画期性加算」と呼ばれるこの制度は2008年に作られたが、初めて適用された。

しかし、ソバルディは米国では1錠12万8400円、ドイツでは9万9997・2円を付けるなど、海外では日本以上に高額だ。そこで米英独仏の4か国の平均価格と比較する「外国平均価格調整」を行い、最終的に1錠6万1799・3円になった。

まさに努力するものが報われるプライシングだが、このままでは利用できる患者が限られる。そこで、厚生労働省はこの薬を健康保険など公的医療保険制度の適用対象とした。さらにこの治療法を医療費助成の対象とすることも決めた。これにより患者の負担は月1万～2万円となり、費用の大部分は国民が負担する税金や健康保険料で賄われる。

もしこの薬を使わなければ、肝炎ががんに進行し、多額の治療費用がかかる。そのようなことを考慮すれば、患者の負担を抑え、使いやすくしたことは意義がある。しかし高額な薬をすべて公的保険や助成の対象としていたのでは、国民負担が過重になりかねない。現にソバルディの場合、1人当たり薬剤費380万円、患者数150万人〜200万人の2〜3割に20%を乗じると2280〜4560億円にもなる。今の国民医療費の0・6〜1・14%だが、人口1・2億人で除すると1900〜3800円とそうでもない。しかし、最近ソバルディは「B型肝炎ウイルス再活性化」という理由で、医薬品添付文書の使用上の注意改訂候補にリストアップされ一抹の不安を覚える。

費用対効果分析の出番

もっと懸念されるのは、切除できない非小細胞肺がんへの「オプジーボ」(一般名ニボルマブ)の保険適用だ。製薬メーカーの常套手段の、いわゆる適応拡大である。

そもそもオプジーボは2014年9月に小野薬品工業などから、皮膚がんの一種である悪性黒色腫(メラノーマ)向けの免疫チェックポイント阻害剤として発売されたものだ。国内で公的医療保険が適応された初めてのがん免疫療法の薬とされる。

発売に先立つ国内での臨床試験（治験）では、抗がん剤が効かない悪性黒色腫の患者35人へ投与したところ、約23％にあたる8人でがんが小さくなるなどの効果が出たという。

開発のきっかけは免疫学者である京都大学名誉教授の本庶佑《ほんじょたすく》氏らによるPD－1の発見だった。1992年にT細胞上にこの分子を見つけ、99年には免疫細胞の働きを制御するブレーキ役を担っていることを突き止めた。

ステージ4で5年生存率が15～20％という治療の難しいがんだけに、オプジーボの単剤療法で全生存率34％という結果は、免疫療法に懐疑的だった医師の見方を変えた。その証拠に2013年、米科学誌サイエンスはがんの免疫療法をその年の科学の十大ニュースの一つに選んだ。

小野薬品によると、16年1月末までに国内で2000人超がオプジーボを使ったという。

免疫チェックポイント阻害剤は免疫力を取り戻すことでがんをたたく治療法のため、副作用が少ないとされる。半年間使い続ければ、薬価が800万～1800万円になる。とても高価な薬だが、本庶氏は「3～6か月の投与で効果を判断でき、有効なら数年は効果が続く。費用対効果は大丈夫」という（2016年3月18日の日本経済新聞）。

これに対して4月4日、財務省の財政制度等審議会の分科会で証言した日本赤十字社医療センターの國頭英夫《くにとうひでお》化学療法科部長は全く異なる見解を示す。オプジーボが15年12月に「切除不能な進行・再発の非小細胞肺がん」で適応拡大を果たしたことで、その薬剤費は1兆7500億円に上るとの見込みを示した。日本の肺がん患者は2015年に推定13万人で、非小細胞肺がん患者は10万人強なので、少なく見積もって5万人が同剤の対象になり、これらの患者に1年間同剤を投与するという試算結果だ。このまま行けば「国家が破滅する」と主張。破滅の回避に向けた対策として、適正薬価、適正使用、総量規制の3点を提案した。適正薬価については、①費用対効果の考慮、②競合品（二番煎じ）の扱い、③承認に当たっての規制緩和が不可欠とした。適正使用では、①有効例に対して必要最小限度を使用する一方で、②無効例にはその使用を控えるか打ち切ることに加えて、③保険査定の厳格化を訴えた。そして総量規制の中身は、①高額療養費制度の見直しと、②投与年齢の制限である。

そもそもオプジーボは、14年9月に原価計算方式（営業利益率＋60％）で薬価収載された希少疾病用医薬品。20㎎2㎖1瓶が15万200円、100㎎10㎖1瓶が72万9849円と高薬価なのも、適応が「根治切除不能な悪性黒色腫」に限られていたからだ。そのためピーク時売上高予想は470人の使用で31億円と少額だった。ところが、15年12月、「切除不能な進行・再発の非小細胞肺がん」の適応を追加、対象患者は10万人以上に広がったと推定されている。

今後さらなる適応拡大が想定されているが、これを高いとみるか安いと見るかは各人の価値判断によって異なる。ちなみに、2016年2月末までの推定使用患者数は3483人で、小野薬品のオプジーボの今期売上げ予想も1260億円と控え目だ。ただし、DPC病院の包括払いの対象外になったことで使用患者数の増加が見込まれるほか、「劇症1型糖尿病」のリスクも報告されている。そういうこともあってか、最近注目を浴びているのが薬剤経済学で多用される費用対効用分析。既存の治療法に比べ費用がどれだけ余計にかかり、効果はどれほど変わるのか。費用対効用を評価する手法をつくれば、経済的な効率性に優れた治療法であると証明できたものだけを公的保険の対象にできるとされる。

どうにでもなるQALY？

しかし、費用対効用分析は通常、生存年数と生活の質（QOL）スコアを掛け合わせたQALY（質調整生存年）という指標を使うので素人にわかりにくい。また、前提条件によって結論が変わることもある。

例えば、米国ではニクソン大統領が「がん撲滅」を宣言した1970年以降、がん治療費は1250億ドル（約15兆円）を超え、日本や西欧諸国に比べて急増している。にもかかわらず、米国のがん死亡率は少ししか低下していない。このことが、米国のがん治療の追加的医療費がもたらす追加的価値に対する疑問を産んでいる。

そこで、ソネジらは、12種類のがんについて、1982～2010年に西欧12か国と米国のがん死亡数を計算・比較した[1)]。合わせて、米国と西欧諸国におけるがん治療によるQALY1年延長当たり追加費用を推計・比較した。その結果は、西欧諸国と比べて米国では医療費が高額な4種類のがん死のうち、乳がん、大腸がん、前立腺がんの3つでそれぞれ6・7万人、26・5万人、6・0万人の死が回避されていたという。これに対して、肺がんは逆に112・0万人の過剰死があった。QALY1年延長当たり追加費用は、乳がんで40・2万ドル、大腸がんで11・0万ドル、前立腺がんで197・9万ドルであり、いずれも許容範囲を上回っていた。つまり、費用対効用に劣るということだ。

しかし、その一方で、がん治療に多くの費用をかけている国ほど死亡率が低いとする予定調和的な論文もある。スティーブンスらがOECDに加盟している16か国について1995年から2007年の公表データを使った分析だ[2)]。この中には日本も含まれ、1人当たりのがん治療費では日本は高支出国に分類されているが、がん治療費の伸び率では中支出国とされている。肝心の分析結果だが、1人当たりのがん治療費の伸び率が低支出国（平均645ドルで16％）の国々は、がんの死亡率が8～9％しか低下していないのに対して、中支出国（平均5722ドルで29％）では12～14％低下、高支出国（平均1万2073ドルで36％）では13～17％も低下しているという。

最近は分子標的治療薬が上市されたことによって、がん化学療法の経済的価値を問う声が日増しに大きくなっている。というのも、分子標的薬の登場以来、延命目的の高額な抗がん剤の使用が増えたからである。市場調査会社の株式会社富士経済によると、2

014年に8523億円だった抗がん剤市場は、10年後の2023年には1兆5438億円に増える見通し。とりわけ値段の高い分子標的薬は、14年には抗がん剤市場の5割程度だが、23年には7割弱に広がると予想している。

そこで有用なのが「生活の質を調整したコスト」という考え方。例えば、伝統的ながん治療費が100ドルだったとしよう。そこへ10ドルもする新しい抗がん剤が上市されたが、がん患者のQOLも12ドル向上したとすると、コストはネットで2ドル減少したことになる。ラクダワラらはこの分析手法を抗がん剤に導入した。[3] その結果、大腸がんでは1998年と2005年とでレジメンの変更により3万4493ドルもコストは上昇したが、QOLは金額に換算して3万3116ドルしか伸びず、ネットで1377ドルも損失したとしている。

これに対して、多発性骨髄腫では真逆の結果が得られている。平均薬剤費は2004年から09年の間に1人当たり3万6607ドルから10万9545ドルに上昇したものの、QOLが金額に換算して14万8000ドルも増加したため、差し引き6万7863ドルもの便益をもたらすとしている。

くしくも、中医協は２０１６年度に費用対効果評価を試行導入する。２０１２～15年度までに保険適用された既収載医薬品の中からは、類似薬効比較方式では次の２つの条件を同時に満たした薬が選ばれた。①補正加算の加算率が最も高いもの、②10％以上の補正加算が認められる薬の中でピーク時予測売上高が最も高いものである。具体的には「ソバルディ」（ピーク時予測売上高９８７億円）と、その薬理作用類似薬「ハーボニー」など４品目を加えた計５品目がその対象となり、外資系メーカーの経口Ｃ型慢性肝炎治療薬の多くが占める。次いで、原価計算方式では、営業利益率の加算率が高い「オプジーボ」と、営業利益率＋10％でピーク時売上げ予測１７０億円の「カドサイラ」（中外製薬の抗がん剤）の計２品目が対象となる。これに対して新規収載品は、保険適用時に10％以上の補正加算・営業利益率加算を希望する品目でピーク時に売上高５００億円を超える場合は企業に一定のデータの提出を求めるという。

しかし、これがうまくいくかどうかは不明だ。というのも、もう製薬メーカーから「難易度が高い」という声が聞かれる（２０１６年４月27日中医協費用対効果評価専門部会）からだ。実際、承認間近・申請済みの新薬は一体全体どれだけ売れるかわからない。中医協での議論が遅々として進まなかったので、小生が関与した「日本再興戦略」

改訂2014が後押ししたが、皆保険制度が瓦解する日本のX年が近いとはいえ、拙速だっただろうか。

分子標的薬を狙い打ちに

それにしても、わが国の公的医療保険は気前がよすぎる。

特に最近、種類が増えている分子標的薬は、先出の非小細胞肺がんの治療のみならず、各種固形がん（乳がん、大腸がん、腎がんなど）や白血病、さらにはリウマチや加齢黄斑変性などの治療にも用いられている。例えば転移性腎細胞がんは生命に関係する疾患であり、かつ満足できるような代替治療法が存在しないため、肺がんに効いた分子標的薬が使用される。そのためかイギリスやオーストラリア、カナダのオンタリオ州では医薬品価格を下げることを条件にその使用を推奨している。これに対して、オランダや日本は無条件に償還されているが本当にこれでいいのか。国債と地方の借入金が1040兆円と優にGDPの2倍半に達したわが国にあって薬剤経済分析をうまく活用して医療資源の適正配分を実現することが求められる。

中でも進行がんに対して期限なく延命を図る分子標的薬の適正化は急がれる。というのも3人に1人ががんで死亡するわが国にあって新規抗癌剤の上市と無秩序な保険導入が進んでいるからである。その背景には、当該製剤の延命効果がある。しかしながら、新規抗癌剤は治療の選択肢を拡げる一方で、高額のものが多く、医療費増加の一因と考えられている。

こうした問題意識から、非扁平上皮がんに対する有効性が高いとして、新たに治療薬として加わったペメトレキセド（商品名　アリムタ）を用いた維持療法について我々も一定の分析を行った。従来の治療方法に対して費用対効果に優れるかどうかについて、マルコフモデルを構築し検討を行ったところ、最小の値となった非扁平上皮がんでも1生存年あたり約926万円という結果を得た。[4] これは、わが国における許容範囲とされる閾値（1生存年当たり500〜600万円）を大きく上回り、費用対効果に優れているとは言えない。

事実、2010年発表の「肺癌診療ガイドライン」も、維持療法に関して次のようにコメントしている。「2次療法以降の化学療法の実施頻度などの医療環境の差も考慮する必要があり、現時点ではわが国においては、推奨に足るだけのエビデンスが十分とは言えない。ただし、ベバシズマブについては、プラチナ併用療法終了後、病勢増悪もしくは毒性中止まで単剤投与を継続することで有効性が確認されている」。

医療予算が無尽蔵にあるのなら、ありったけの薬を使えばよく、そこに費用対効果の概念が入り込む余地はない。医療費に限りがあるからこそ、どうすれば一定のコストから最大限の価値を生み出せるかを考えることになる。厚生労働省が中医協・費用対効果評価専門部会に行った報告によれば、２００６～11年度に薬価収載された新薬２６７成分のうち、収載を希望する際に、医療経済評価（費用対効果評価）に関する資料を提出したのが８成分（全体の約３％）しかなかったとされる。さらに、驚くなかれ、当該資料は薬価に全く反映されていないのである。

わが国の保険医療財政が逼迫する中で、「高価でも効果に優れた薬」と「高価なのに効果に乏しい薬」を切り分ける必要がある。最終的にはＥＢＭ（Evidence Based Medicine）の手法を導入して公的保険でカバーすべき医療サービスの範囲が見直されるだろう。

そもそもＥＢＭとは、文字通り訳すと「根拠に基づく医療」となる。従前の医療行為の中には個々の医師の経験やカン、さらには出身大学の慣習に基づいて行われていた医療も少なからず存在する。これを「臨床疫学」の観点からその有効性を問いただそうとするのがＥＢＭの基本的考え方である。たとえば、今はやりの遺伝学的検査を実施してクスリの有効性が無かったというエビデンスが得られたとしたらどうだろうか。その投与を続ければ、患者は侵襲と一定の自己負担を強いられ、また、医療機関は薬剤費や人件費等の不必要なコストを負担することとなる。逆に、その投与を省くことによって、医師や他のスタッフは、空いた時間を別の患者の診療に充てることができる。つまり、患者だけでなく、医療者側にとってもメリットが生じるのである。

こうした中、ＥＧＦＲ遺伝子変異を検出するロシュ・ダイアグノスティックスの検査薬「コバスＥＧＦＲ変異検出キット」が保険適応された。がん組織から抽出したゲノムＤＮＡ中のＥＧＦＲ遺伝子変異の耐性変異であるＴ７９０Ｍの検出ができるという。アストラゼネカが承認取得したＥＧＦＲチロシンキナーゼ阻害剤抵抗性のＴ７９０Ｍ変異陽性の非小細胞肺がんの治療薬「タグリッソ」（一般名　オシメルチニブ）のコンパニオン診断薬として用いる。また、生体由来の組織からＤＮＡ中のＥＧＦＲ遺伝子変異の検出もでき、既存のＥＧＦＲチロシンキナーゼ阻害剤適用の補助判定に用いることも可能だという。

まさにＥＢＭに基づくオーダーメイド治療の試みだが、中にはあやしいものもある。今後は一定の科学的価値があるものを優先的に保険適用するアプローチが求められる。

薬価も松竹梅に

そこで、提案したいのが、現行の薬価制度にＥＢＭを導入して医療サービス・医薬品をレベルＡ、Ｂ、Ｃに、和風に言えば「松竹梅」の３つに分けるという考え方である（図表４−１）。イメージしやすいようにリーディングカンパニーたる武田薬品工業のクスリを例に挙げているが他意はない。

レベルＡは医療上の有効性という点で画期的な医薬品で、いわゆる「生命に関わる医薬品」と言われるものである。このような医薬品は、研究開発に莫大な投資がかかることから、原則自由料金として製薬企業の開発意欲を高めつつ、患者の自己負担は限りなくゼロに近づける政策が望まれる。現行の新薬創出加算制度がこれに近いが、リストを

	医療品の有効性	価格設定	保険適用	自己負担（カッコ内は負担割合）
松	有効性・安全性に優れる（例ザファテック）	原則自由料金 新薬創出加算へ	保険給付	一部負担（10～20%）
竹	松には劣るが有効（例ベイスン）	原則自由料金（一定の上限あり）	保険給付と保険外負担の併用	一部負担（10～20%）＋保険外負担（100%）
梅	有用性・有効性が劣る（例ロトリガ）	公定価格	保険給付	一部負担（50～90%）
		原則自由料金	保険給付の対象外	全額自費（100%）

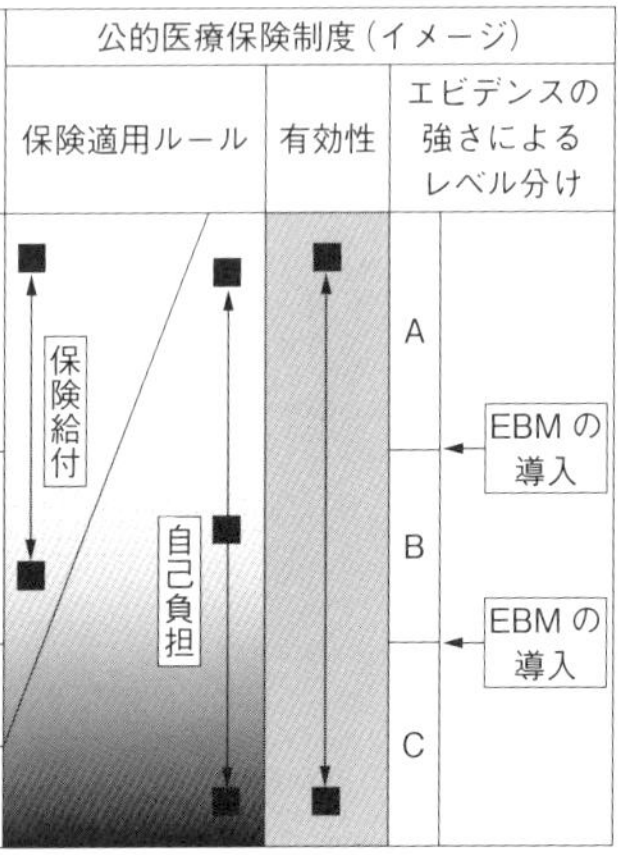

図表 4-1　EBMの手法を用いた新しい薬価制度のイメージ

見ると制度の欠陥から画期性に乏しい医薬品も散見される。

ちなみに、2016年薬価改定における加算対象416成分823品目の上位会社は、ファイザー28成分52品目、ノバルティスファーマ24成分48品目、ヤンセンファーマ21成分46品目、グラクソ・スミスクライン20成分42品目、MSD17成分30品目、アステラス製薬13成分30品目、日本イーライリー9成分30品目で、内資系企業はアステラス製薬のみである。これではわが国の医薬品産業は輸出超過になりえない。

これに対して、レベルBの医薬品につ

いては合法的な混合診療である「保険外併用療養費」制度を活用する。その根拠はレベルBの医薬品は普遍性・画期性の点でレベルAの医薬品より若干劣るからである。こうした医薬品は、保険給付と保険外負担の併用が認められるべきではないか。ただし、制限なしの保険外負担を製薬企業に認めると、医薬品によっては法外な価格につり上がる可能性があるので、一定の上限を設ける必要がある。わが国でも以前、参照価格制度の導入が検討され、それが実質「混合診療」に該当するとして反故になったが、ドイツやオランダにおける先行事例を参考に再考してはどうか。くしくも中医協は、「療養の給付と直接関係ないサービス」に「タミフル」や「リレンザ」などの抗インフルエンザウイルス薬の「予防投与」を明文に位置付けることを了承した。これにより、予防投与の実費徴収が可能となる。すでに実費徴収が可能なワクチン予防接種の取扱いに合わせた形だ。

レベルCの医薬品は保険給付の対象外としてはどうだろうか。というのもこのような医療用医薬品はOTC薬と同列に扱われるべきだからである。ただし、安全性の点から医師の処方箋が必要なものについては「保険給付外処方薬」として残すべきだが、OT

C薬との整合性を図る上で患者の自己負担の引上げを検討してもよいのではないか。

いずれにしても現在、薬価基準収載品は約1万7700品目に及び、金額に換算すると8兆円を優に超える。これに対してOTC薬は、日本OTC医薬品協会によれば、129成分のスイッチ化候補があるとされるが10数成分しか認められておらず、その市場規模も逓減傾向にあるという。

ちなみに経済産業省が公表した2016年2月の産業動態統計（速報）によると、ドラッグストアの販売額は前年同月比10・4％増の4423億円だった。商品別に見ると、調剤医薬品は332億円で、前年同月比15・0％増と調査開始以来最も高い伸びとなった。同時に、処方箋枚数も2014年度は7億7558万枚（前年度比1・6％増）、13年度は7億6303万枚（同0・5％増）と伸び率は鈍化傾向にあるが（日本薬剤師会「保険調剤の動向」）、ドラッグストアへの処方箋は着実に増加している。

自費診療のセルフメディケーションの重要性を現政権は訴えるが、皮肉にもドラッグストアは保険薬局に、そして処方箋も保険薬局からドラッグストアにシフトしているのだ。

日本ＯＴＣ医薬品協会によれば、医療用医薬品のスイッチＯＴＣ薬候補をすべてＯＴＣ薬にスイッチした場合、約１・５兆円の医療費が節約されるという。

そこで厚生労働省は２０１６年４月、「医療用から要指導・一般用への転用に関する評価検討会議」の初会合を開き、スイッチＯＴＣ薬の候補成分選定の進め方について議論を開始した。会議では、今後は厚労省のホームページに学会や団体、消費者などからの開発要望を随時受け付けるための特設欄を設けることや、医薬品医療機器総合機構（ＰＭＤＡ）にスイッチＯＴＣ薬の開発を支援するための相談枠を新設することも確認した。国は今後、要望の受付状況を踏まえながら、寄せられた情報を整理し、順次、評価会議に諮るという。おそらく一部の団体からの強い抵抗が予想されるが、セルフメディケーションを成功させるためにも現政権の強いリーダーシップが求められる。

引用文献

1) SonejiS,etal:New analysis reexamines the value of cancer care in the United States compared Western Europe. Health Affairs 34（3）:390-399,2015.
2) Warren Stevens et al : Cancer Mortality Reductions Were Greatest Among Countries Where Cancer Care Spending Rose The Most, 1995-2007. Health Affairs 34（4）:562-

570,2015.

3) Darius Lakdawalla et al : Quality-Adjusted Cost Of Care : A Meaningful Way To Measure Growth In Innovation Cost Versus The Value Of Health Gains. Health Affairs 34 (4) :555-561,2015.

4) Takanori Tsuchiya, Takashi Fukuda, Masashi Furuiye, Koichi Kawabuchi : Pharmacoeconomic analysis of consolidation therapy with pemetrexed after first-line chemotherapy for non-small cell lung cancer. Lung Cancer, 74, 521–528, 2011.

第5章

たかが「かぜ」、されど「風邪」

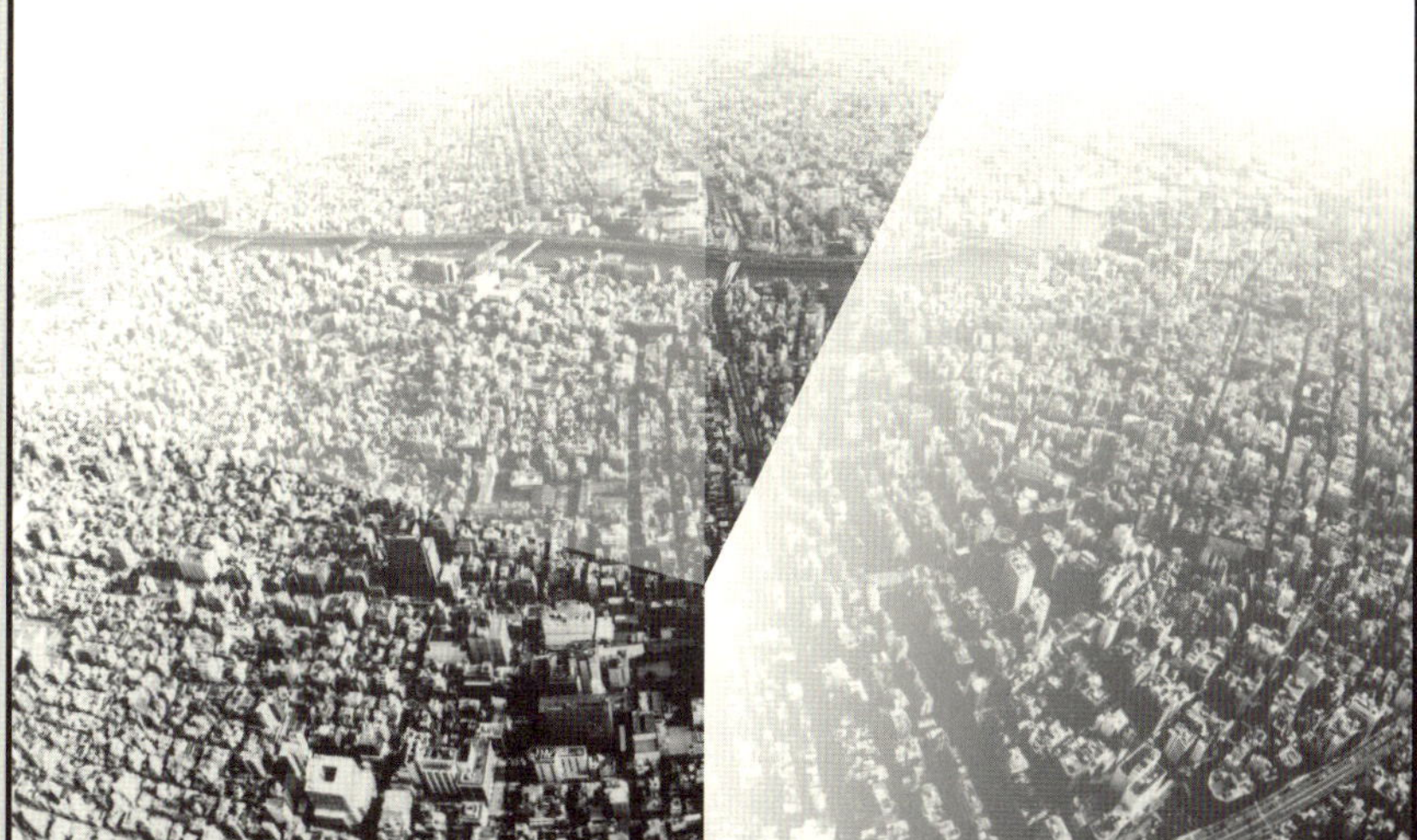

OTC薬が普及しないのは、公的医療保険の守備範囲が広すぎるためだ。

そこで国は、薬局において薬剤師が不在でも一定の条件下で登録販売者が第2類薬、第3類薬を販売できるようにするとの方針を示した。在宅患者の服薬指導等で薬剤師が薬局を不在にした場合、たとえ登録販売者がいても第2類薬、第3類薬の販売が出来ず、利用者の利便性を損ねているとの問題意識によるものだ。日本チェーンドラッグストア協会（JACDS）などの要望を踏まえ、規制改革会議の健康・医療ワーキンググループが、厚労省に対して規制の見直しを求めていた。これは2016年5月19日の規制改革会議第4次答申に盛り込まれ、17年度上期に措置するとされた。

1961年に国民皆保険制度が導入されて50年が経つ。国民がすべからく平等に医療を享受できるというメリットは大きいが、その一方でわが国では国民が容易（安易？）に医療機関にかかり、いわゆるセルフメディケーションに対するインセンティブが働かない。現に通常のかぜウイルスに抗生物質はほとんど効かないにもかかわらず、無駄な抗生物質がどんどん処方されている。そのため、本来ならば自宅療養すべきケースでも受診する行動が散見され、これが医療費を押し上げる要因となっている。しかしながら受診抑制が行き過ぎると患者の症状が重症化し、かえって医療費が増大するという反論もある。というのも、かぜの病原体の一割は細菌性で、その場合は抗生物質を使わなければならないからだ。ところが、日本では抗生物質を割と簡単に処方してもらえるためか、半分くらいは途中で使用をやめてしまう。そうなると一般人から出てくる耐性菌の頻度も高くなり、米国などで言うところの不適切な使用となる。

両者のバランスをいかにとるかは人類史上、どの国も経験したことのない少子・高齢社会を迎えるわが国にとって喫緊のテーマと言える。

代表性は確保

こうした問題意識からスタートしたのが「OTC医薬品活用の医療費・社会への貢献度に関する研究〜〝かぜ〟症状における対処行動と費用に関する一考察」だ。実は同種の研究は2002年度にも行ったが、詳細な記入式アンケート調査だったので、有効回答数が92人と少なく、一般化が困難だった。そこで、今回は簡便なインターネット調査で行うことにした。調査対象は、かぜの自覚症状があるか、かぜと診断された20〜69歳の男女。まず2012年1月24日〜31日に予備調査を実施し、同1月31日〜2月6日に本調査を実施した。得られた回答数は1129症例だが、調査実施された1月第4週〜2月第1週はインフルエンザの流行のピークとほぼ一致[1]しており、データの代表性はある程度確保されたものと考えられる。

6割は正しい選択

回収された1129症例を対処行動別に分類すると、「OTC薬のみ」が343例（30・4％）とトップで、「受診のみ」が339例（30・0％）、「対処なし」（何もしない）が281例（24・9％）、「OTC薬／受診併用」が166例（14・7％）と続く。

完治に要した日数を見ると、「何もしない」が最も短く、以下「OTC薬のみ」、「受診のみ」と続き、「OTC薬／受診併用」が一番長くなっていた。だからと言って「何もしなければ最も早く治る」と結論づけるのは早計だ。症状が軽ければ何もしなくても早く治るだろうし、症状が重ければ治るまで時間がかかると考えられる。

そこで治療薬コードTP-6051の臨床試験の結果を準用して、かぜの11症状をスコア化した。具体的には、症状別重症度の判定基準を利用して、各症状を「高度（3

図表 5-1　かぜ 11 症状の判別スコア化

＜かぜ 11 症状とは＞

臨床症状		観察項目
自覚症状	上気道症状	鼻水、鼻づまり、くしゃみ
	下気道症状	咳、痰の量
	疼痛症状	頭痛、咽頭痛、関節痛、筋肉痛
	全身症状	悪寒
他覚所見	炎症症状	咽頭粘膜（発赤・腫張）、結膜（発赤）
発熱		腋窩体温

＜各症状のスコア化＞

症状名	重症度判定基準＊	症状名	重症度判定基準＊
①鼻水	3. 大量にでる 2. かなりでる 1. 少しでる 0. でない	⑥頭痛 ⑦咽頭痛 ⑧関節痛 ⑨筋肉痛	3. 非常に痛い 2. かなり痛い 1. 少し痛い 0. 痛くない
②鼻づまり	3. 鼻で息ができないほどつまる 2. かなりつまる 1. わずかにつまる 0. なし	⑩悪寒 ⑪咽頭粘膜（発赤・腫張） ⑫結膜（発赤）	3. 非常に強い 2. かなり強い 1. 少しある 0. なし
③くしゃみ	3. 非常によくでる 2. かなりでる 1. ときどきでる 0. でない	⑬発熱（腋窩体温）	3. 38.0℃以上 2. 37.5℃以上 38.0℃未満 1. 37.0℃以上 37.5℃未満 0. 37.0℃未満
④咳	3. 非常によくでる 2. かなりでる 1. ときどきでる 0. でない	⑭痰を出すときの咳の強さ	3. 胸が痛くなるような強い咳 2. 強い咳 1. 咳払い程度の軽い咳 0. 痰症状なし＊＊
⑤痰の量	3. 大量にある 2. かなりある 1. 少しある 0. 痰症状なし	⑮痰の吐き出しにくさ	3. 激しい咳を必要とする 2. 1～2 回の軽い咳を必要とする 1. 1 回の咳で痰が出る 0. 痰症状なし＊＊

＊重症度（3：高度、2：中等度、1：軽度、0：なし）
＊＊痰症状なし：被験者が「咳をしてまで痰を出す必要を感じない」ような状況を含む。

点）」、「中等度（2点）」、「軽度（1点）」、「なし（0点）」の4つに分け、0〜33点という形で点数化した（図表5─1）。

その結果、対処行動別に見た症例の判別得点は「何もしない」が最も低く、次いで「OTC薬のみ」、「受診のみ」、「OTC薬／受診併用」の順になった。これは「何もしない」人々は症状が最も軽い証左と言える。その一方で「OTC薬／受診併用」の多くは、症状が重い、あるいは重症化したのでOTC薬だけでは効かず、受診したものと推測される。

では、こうした選択は臨床的に見て正しかったのだろうか。日本呼吸器学会が作成した「呼吸器感染症に関するガイドライン」を使って検証した。ガイドラインにおける急性上気道炎の症状を対処行動別に「受診すべき」、「自宅療養すべき」に2分し、かぜ症状における対処行動と比較すると、日本人は概ね正しい選択をしていることがわかった。つまり、「何もしない」選択をした人の多くは自宅療養でよかった人で、「OTC薬／受診併用」を選択した人の半数は受診したほうがよい人であった。

それでは、すべて国民がこうした正しい選択をすればどのくらいのコストが節約されるのだろうか。ここで考慮すべきは、かぜ治療のための受診・処方薬、OTC薬購入に

図表 5-2　対処行動別にみたコスト（有職者のみ）

タイプ	対処方法の評価	n	治療に支払った費用（直接医療費）	直接非医療費	間接費用	総費用
対処なし	受診必要	26	—	—	¥7,993	¥7,993
	自宅療養すべき	94	—	—	¥2,060	¥2,060
OTC 薬のみ	受診必要	52	¥1,104	¥131	¥12,803	¥14,038
	自宅療養すべき	145	¥876	¥11	¥9,781	¥10,668
受診のみ	受診必要	79	¥14,217	¥311	¥49,832	¥64,360
	自宅療養すべき	102	¥10,201	¥135	¥26,503	¥36,839
OTC 薬 / 受診併用	受診必要	51	¥16,036	¥287	¥32,975	¥49,298
	自宅療養すべき	52	¥13,017	¥282	¥32,339	¥45,638

治療に支払った費用：
　「受診必要」の場合：受診に要した費用と処方薬購入に要した額を自己負担率で割り戻して算出した費用
　「自宅療養すべき」の場合：OTC 薬購入に要した費用として SDI（大人用感冒薬の金額上位 100 商品にシェアを加味した 1 回分の平均単価 92 円に服用回数を乗じた費用）。
直接非医療費：受診もしくは OTC 薬購入に要した交通費
間接費用：風邪の罹患のために失われたり制限された労働時間の時間的費用（機会費用）

要した費用（直接医療費）に、それに要した交通費（いわゆる直接非医療費）やかぜにかかったために制限された労働時間の時間的費用（いわゆる間接費用）を含めるか否かである。何らかの症状のあった判別スコアが1以上で、治療に要した日数が2日以上の有職者601人に限定して総費用を計算すると図表5－2のようになる。

なお、本計算では受診・処方薬に支払った費用は、窓口支払額を自己負担率で割り戻して算出した。また、OTC薬の費用は1回分の平均単価92円（大人用総合感冒薬のシェア別加重平均額）に服用回数を乗じて算出した。図表5－2から得られた主な知見は次の2点だ。

1つは、601人のうち、369人（61・4%）が正しい選択をしていること。統計的検定を行っても一定の有意性が示された。約6割の日本人が正しい選択をしていることはセルフメディケーションを醸成するインフラがわが国に存するものと考えられる。

もう1つは、全員（残り4割）が正しい選択をすれば、直接医療費だけで80万6018円〜90万6006円〔52人×（¥13,017−¥876）＋102人×（¥10,201−¥876）−52人×（¥16,036−¥1,104）〕〜〔52人×（¥13,017−¥876）＋102人×（¥10,201−¥876）−52人×（¥14,217−¥1,104）〕のコストが節約可能ということである。これは1人当たり3913円〜4372円となる。

ちなみにこれに1・2億人の総人口と正しい選択をしない人の割合38・6%（100%−61・4%）を乗じると、1813億円〜2025億円となる。方法論は異なるが、10年前に推計したOTC薬普及による医療費削減見込額1702億円とあまり齟齬がないのは興味深い。

程遠い「かかりつけ」

しかし、成《なる》井《い》浩二《こうじ》らの意識調査[2)]によればセルフメディケーションを活用する理由と病院・診療所で受診する理由との間には一定の齟齬があるという。そこで、どんな人に強い受診傾向が見られるかを調べた。ちなみにデータは、何らかの症状のあった判別スコアが１以上で治癒に要した日数が２日以上で、かつ「ＯＴＣ薬のみ」または「受診のみ」で対処した６３４例に限定した。

その結果、①症状の重い人、②先述のガイドラインにより受診すべきと判断される人、③「ＯＴＣ薬の方が処方薬よりも効く」という考え方に否定的な人、④「日頃から受診傾向にある」人——に強い受診傾向が見られた。特に③の「ＯＴＣ薬の効き目に否定的な人」は、「どちらでもない中立的な人」に比べて受診傾向が２・６倍も高く、医療用医薬品のスイッチ化が急がれる。

というのも、ＯＴＣ薬で治るところを受診すれば社会的コストもそれだけ余計にかかり、ひいては公的保険制度を危うくするからだ。正しい対処行動を取る人たちは、「症状の重い人」が多い。加えて、その傾向は「薬に関するアドバイスは医師よりも薬剤師

図表 5-3　正しい対処行動を選択するには

判別スコア 1 以上、治癒に要した日数 2 日以上であり、OTC のみまたは受診のみで対処した 634 例

説明変数	（基準）	オッズ比	95% 信頼区間 下側	～	上側	有意確率
（定数）		1.116				0.816
女性	（男性）	1.036	0.741	～	1.449	0.835
年齢（歳）		1.000	0.986	～	1.013	0.950
判別スコア		1.035	1.001	～	1.071	0.043*
かかりつけ						
かかりつけ医師がいる	（いない）	0.850	0.561	～	1.286	0.441
かかりつけ薬剤師がいる	（いない）	1.190	0.767	～	1.845	0.438
薬に関するアドバイスの信頼性	（どちらでもない）					
医師を（薬剤師よりも）信頼する		1.139	0.738	～	1.759	0.556
薬剤師を（医師よりも）信頼する		2.816	1.161	～	6.831	0.022*
意識						
忙しい毎日を送っている	（どちらでもない）					
肯定		1.156	0.739	～	1.806	0.525
否定		1.041	0.678	～	1.598	0.853
経済的に余裕がある	（どちらでもない）					
肯定		0.828	0.477	～	1.435	0.501
否定		0.577	0.394	～	0.845	0.005**
日頃から受診する傾向にある	（どちらでもない）					
肯定		0.621	0.388	～	0.994	0.047*
否定		1.764	1.142	～	2.724	0.011*
体力に自信がある	（どちらでもない）					
肯定		1.170	0.737	～	1.857	0.507
否定		1.242	0.826	～	1.868	0.297
用語「セルフメディケーション」の理解度	（聞いたことがある程度）					
知っていて、意味も理解している		0.845	0.470	～	1.519	0.573
知らない		0.691	0.480	～	0.997	0.048*
-2 Log likelihood		809.854				
Cox & Snell R^2		0.079				
Nagelkerke R^2		0.106				

2 項ロジスティック回帰分析

従属変数 0：対処行動がガイドラインと不一致　1：一致

**：P<0.01　*：P<0.05

を信頼する」人や「日頃から受診する傾向にない」人に強く見られた（図表5－3）。ただし、「かかりつけ医師」の有無や「かかりつけ薬剤師」の有無は、正しい対処行動の選択とは無関係だった。ひょっとすると今の医師や薬剤師は「健康の水先案内人」となっていないのかもしれない。

求められるインセンティブ

他方、「経済的に余裕のない」人や「日頃から受診する傾向にある」人、さらには「セルフメディケーション」という用語を知らない」人は、その対処行動がガイドラインと一致しにくいこともわかった（図表5－3）。これは経済格差や受診選好という行動を変えることは難しいが、医療界挙げてセルフメディケーションを普及させれば、医療費節約につながることを示唆するものと言えよう。そのためには、ＯＴＣ薬の価値をもう少しわかりやすい形で国民に示す必要がある。

そこで、「ＯＴＣ薬のみ」、または「受診のみ」で対処した６８２例にＯＴＣ薬／受診併用の１６６例を加えて、治療に要した日数を長くする要因を調べると、①高齢者、②

寒冷地（北海道および東北地方）の住民、③症状の重い人や、④受診すべき症状を有する人に加えて「発症した曜日が祝日」だった人に長い傾向が見られた。

さらに興味深いことに、「常備してあったOTC薬を服用」した人に比べて「本人が新たに購入したOTC薬を服用」した人や「処方薬を服用」した人は、それぞれ完治に1・2倍の日数を要している。これはOTC薬を常備薬として買い置きしている人の方が治りが早いことを示唆している。祝日は救急医療機関を除いて休診の医療機関が多く、当直医の負荷を軽減させる上でも、自宅にOTC薬を常備しておくことは〝自助〟の基本かもしれない。

願いが叶った!?

望むらくは、セルフメディケーションという考え方が国民に広がるとともに、一定の公的医療費の節約効果が期待されるOTC薬についてはその見返りとして、治療薬のみならず予防・診断薬も税法上、医療費控除の対象になることを切望する。

この願いが叶ったのか2017年1月から「セルフメディケーション推進のためのス

イッチOTC薬控除」（以下「OTC薬控除」または「セルフメディケーション税制」ともいう）がスタートする。２０１7年1月から２０２1年12月までにスイッチOTC薬の購入費用を年間1万２０００円以上支払った場合、その購入費用（年間上限10万円）のうち1万２０００円を超える額を所得控除するという制度だ。従来からの医療費控除（年間10万円を超えると２００万円を上限に税優遇）も残り、いずれか一方を選択する。

医療機関に頼らずに軽い症状を自ら治す「自主服薬」を後押しするのが狙いだ。医療機関への頻繁な受診を減らすことで医療費を抑制する。多忙な医師の負担を軽くすることで、重症患者の診療に十分な時間を割けるようにする効果も見込んでいる。そのため か、医療団体が創設を主張していた「個人の健康増進・疾病予防の推進のための所得控除制度」も組み合わされた形となった。具体的には、控除を受けるためには世帯主が、①特定健康診査（メタボ健診）、②予防接種、③定期健康診断（事業主健診）、④健康診査（医療保険者が行う人間ドック等）、⑤がん検診——を受けることが前提。

聞けば、大正12年に生命保険料所得控除が導入されてから92年ぶりの政策減税だという。国民にとっては朗報だが、ポイントは1万２０００円を最低限度額として果たして行動変容が生まれるかどうかだ。また、対象品目がスイッチＯＴＣ薬82成分１４９２品目（うちインドメタシンが２０８品目、プレドニゾロン吉草酸エステルが１８４品目、フェルビナクが１５４品目、イブプロフェンが１４８品目）に限られたことで何世帯が申請するか、さらに本減税措置によってどのくらい医療費が節約されるかである。

特定健診・保健指導の低い目標達成率

というのも、国の進めるメタボ対策がパッとしないからだ。

厚生労働省によれば、２０１３年度の特定健診の対象者は５３２７万人で、受診者は約２５３７万人となり、実施率は47・6％だった。制度が始まった08年度確報値は38・9％だったので8・7ポイント上昇したが目標値70％に遠く及ばない。「わかっているけどやめられない」という歌詞があったが、皆、予防の重要性はわかっていても行動につながらないのだ。

しかし、保険者別に実施率をみると、若干様相は異なる。共済組合73・7％（08年度59・9％）と組合健保71・8％（59・5％）が目標値の7割を超えたのに対して、全国健康保険協会（協会けんぽ）は42・6％（30・1％）、市町村国保は34・2％（30・9％）と低い。ただし、この二極化は制度初年度の08年度から変わっていない。協会けんぽ福岡支部によれば、10年度に生活習慣病予防健診を受診した被保険者で、糖尿病と関係が深いＨｂＡ１ｃが６・５％以上の要治療域だったにもかかわらず、翌年度までに医療機関を一度も受診していない人が66・７％に上ったという。

特定保健指導も低調だ。特定健診を受けた人のうち、特定保健指導の対象となったのは17・７％の約４３０万人。そのうち終了した人は約76万人で、その割合である特定保健指導実施率は17・７％であった。08年度は７・７％だったので10ポイントも上昇したが、それでも目標値45％と大きく乖離している。

実施率を保険者別に見ると、市町村国保が22・５％（08年度14・１％）と最も高く、以下組合健保18・０％（６・８％）、共済組合15・７％（４・２％）、協会けんぽ15・３％（３・１％）と続く。

また、特定保健指導の対象の基準となるメタボリックシンドロームの該当者及び予備軍の人数は約６６３万人で、その割合は26・１％となった。08年度は26・８％だったので、むしろ一歩後退と言える。週1回テニスをやっているのに、なぜか「動機づけ支援」の通知をもらった小生も後退組の1人だ。

ここで留意すべきは、特定健診受診者のうち、高血圧症、糖尿病、脂質異常症の治療に係る薬剤のいずれか1種類以上を服用している者の割合が2013年度で28・0％となり、08年度より2・1ポイントも増えていることだ。その内訳は、薬剤1種類服用者が19・1％、2種類服用者が7・6％、3種類服用者が1・3％で、いずれも08年度から逓増傾向にある。実は高齢化の影響を取り除いても同じ傾向がみられる。さらに、驚くなかれ、メタボリックシンドローム該当者及び予備群のうち、1種類以上の薬剤を服用している者の割合は、08年度の41・9％から13年度は48・8％に増加し、2人に1人に近づきつつあるのだ。

いかに減らすか「多剤投与」

こうした状況を打開すべく、2016年度診療報酬改定では、多種類の処方薬を減らすことで医療機関に加算が付く制度を新設した。6種類以上の内服薬が処方されていた患者の薬剤を2種類以上減らすと一定の褒美が出る仕組みだ。入院では「薬剤総合評価調整加算」（２５０点、退院時に1回算定）が、外来や在宅医療では「薬剤総合評価調整管理料」（２５０点、月1回限り）が算定可能となった。また、医療機関や薬局との間で照会や情報提供を行った場合に「連携管理加算」（50点）が取得できるようになった。

くしくも一般社団法人日本老年薬学会（16年1月設立）も、高齢者の多剤服用の問題点として、副作用の発生リスクが高まることや残薬が増えることを挙げている。この背景には、そもそも後期高齢者に対する薬のエビデンスが乏しいほか、かかりつけ医が専門領域以外の多疾患に対処している現状があるという。

かねて問題視されてきた多剤投与だが、日本老年薬学会は、医師、薬剤師間の連携を通じて解決を目指そうとしている。同学会代表理事を務める秋下雅弘《あきしたまさひろ》東京大学医学部附属病院老年病科教授らによれば、高齢者の薬物有害事象は6剤併用から頻度が増えるという。

一方、一般社団法人日本老年医学会は「高齢者の安全な薬物療法ガイドライン２０１

5」を策定した。これは、75歳以上や要介護状態の高齢者に目立つ15領域で、2098本の信頼できる論文をもとに、多剤服用の問題を避ける方策を提示したものだ。05年に作成した前ガイドラインと大きく違う点は、高齢者に適した処方の流れ図を示し「特に慎重な投与を要する薬物のリスト」を掲げたことだ。例えば、添付文書に書いてある通常の量であっても、高齢者が服用すると高血圧治療薬の場合、血圧が下がりすぎてしまうことがある。糖尿病治療薬の場合は、血糖値が下がりすぎて、意識を失ってしまう危険もある。このような薬物は、通常の3分の1から2分の1の量を目安に適切な服用量を見つける対策が有効だという。

漢方薬の扱いも前ガイドラインから大きく変えた。伝統的な薬物療法であり利用している高齢者が多い実態を考慮し、疾患ごとのリストから外して独立の章を立てて副作用や注意事項を紹介した。

留意すべきは、これまで記載がなかった薬剤師の役割について踏み込んだ点である。「薬剤師の処方見直しや薬学的管理の実施により薬物関連問題の発生頻度が低下する」とか、「漫然と繰り返し使用されている薬を薬剤師が定期的に『見直す』ことで薬剤数の削減、薬物有害事象や医療費の抑制につながる」などの文言が散見される。

ちなみに、小生も週一回のテニスが効いたのか、服薬なしで胴回りが99㎝から89㎝に縮んだ。薬物療法も大切だが、適度に痩せることは医療費の適正化のみならず、健康にもよいのではないか。

実際、「ミキ薬局」を展開する株式会社メディカルファーマシィー（東京都）は、同社の管理栄養士による有料の栄養相談・指導サービスを全店舗で展開する。これは薬局の利用者が、食や栄養に関する質問をシートに書いて店に渡すと、後日、管理栄養士が回答して自宅に返送してくれる仕組みだ。このほか、埼玉県内のスポーツクラブと提携して管理栄養士の活動の場を広げる試みも検討中だという。まさに「健康の水先案内人」に向けた試みだ。

引用・参考文献

1) 菅原民枝ら「ＯＴＣ（一般用医薬品）を用いての症候群サーベイランスの試み」、感染症学雑誌81:235-241,2007

2) 成井浩二ら「改正薬事法施行以前における一般用医薬品とセルフメディケーションに関する一般消費者の意識調査」、Jpn. J. Pharm. Health Care Sci. 36（4）240-251（2010）

第6章

医療費削減につながるか?
「セルフメディケーション税制」

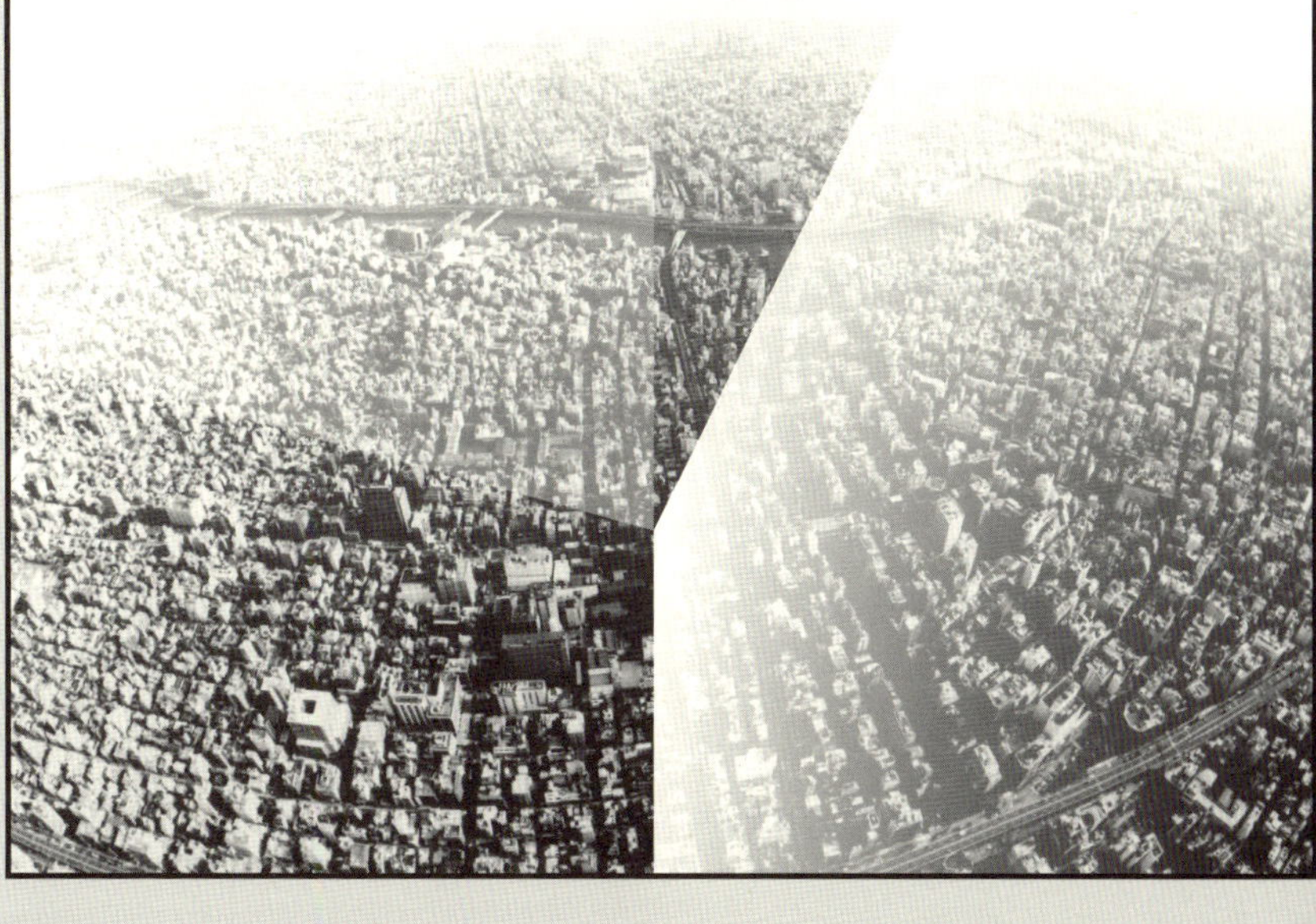

いずれにしてもセルフメディケーション税制は施行してみなければわからないというのが正直なところだが、ＯＴＣ薬控除でどのくらい医療費は節約されるのだろうか。日本ＯＴＣ医薬品協会と共同で一定の予備的調査を行ったので、本章ではその知見を紹介する。

「イエス」「ノー」の調査方法

調査対象はアンテリオ株式会社が保有するモニターのうち20～69歳の男女２４５２人。調査方法はインターネットによるアンケート方式で、調査期間は２０１５年７月15～17日の３日間である。

調査は、まずＯＴＣ薬の年間購入金額を10段階に区分し、どの区分に該当するかを尋ねた。次いでＯＴＣ薬控除推進税制のイメージ及びその手続の煩雑さを説明した上で、最低限度額を提示し、それでも税務署等に出向き減税の手続を行うか否かを尋ねた。その流れをフローチャートに示すと左の図のようになる。

結果は若干厄介だ。例えば２万５０００～３万円未満の購入層のケースでは、全45人

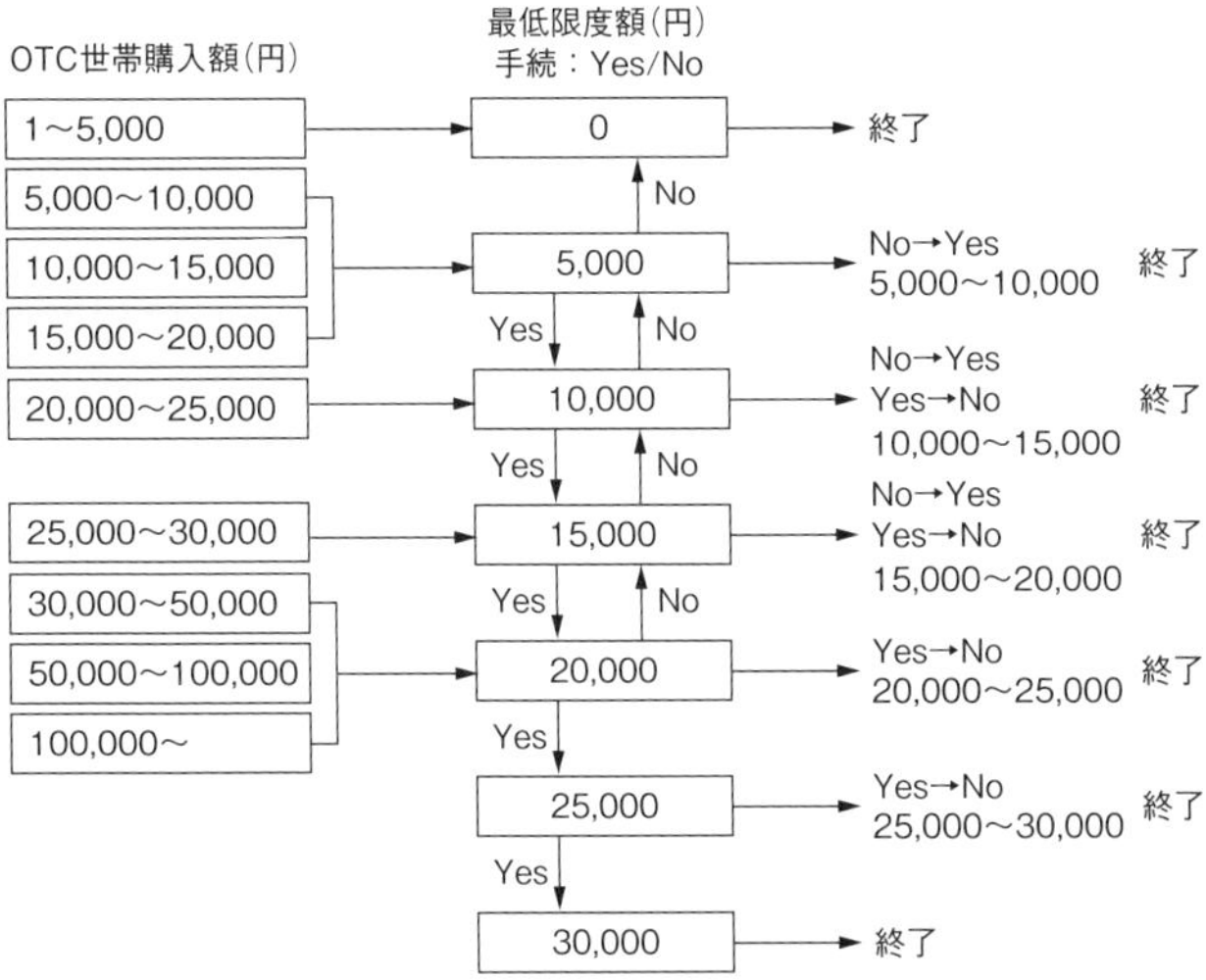

OTC世帯購入額(円)
最低限度額(円)
手続：Yes/No
1〜5,000
5,000〜10,000
10,000〜15,000
15,000〜20,000
20,000〜25,000
25,000〜30,000
30,000〜50,000
50,000〜100,000
100,000〜
0
5,000
10,000
15,000
20,000
25,000
30,000
Yes
No
終了
No→Yes
5,000〜10,000
Yes→No
10,000〜15,000
15,000〜20,000
20,000〜25,000
25,000〜30,000

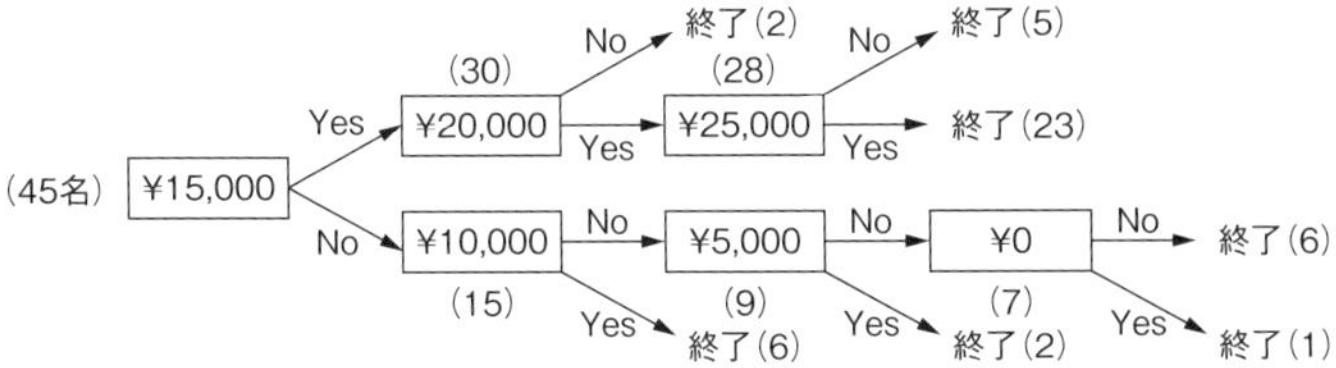

(45名)
¥15,000
¥20,000
¥25,000
¥10,000
¥5,000
¥0
(30)
(28)
(15)
(9)
(7)
Yes
No
終了(2)
終了(5)
終了(23)
終了(6)
終了(6)
終了(2)
終了(1)

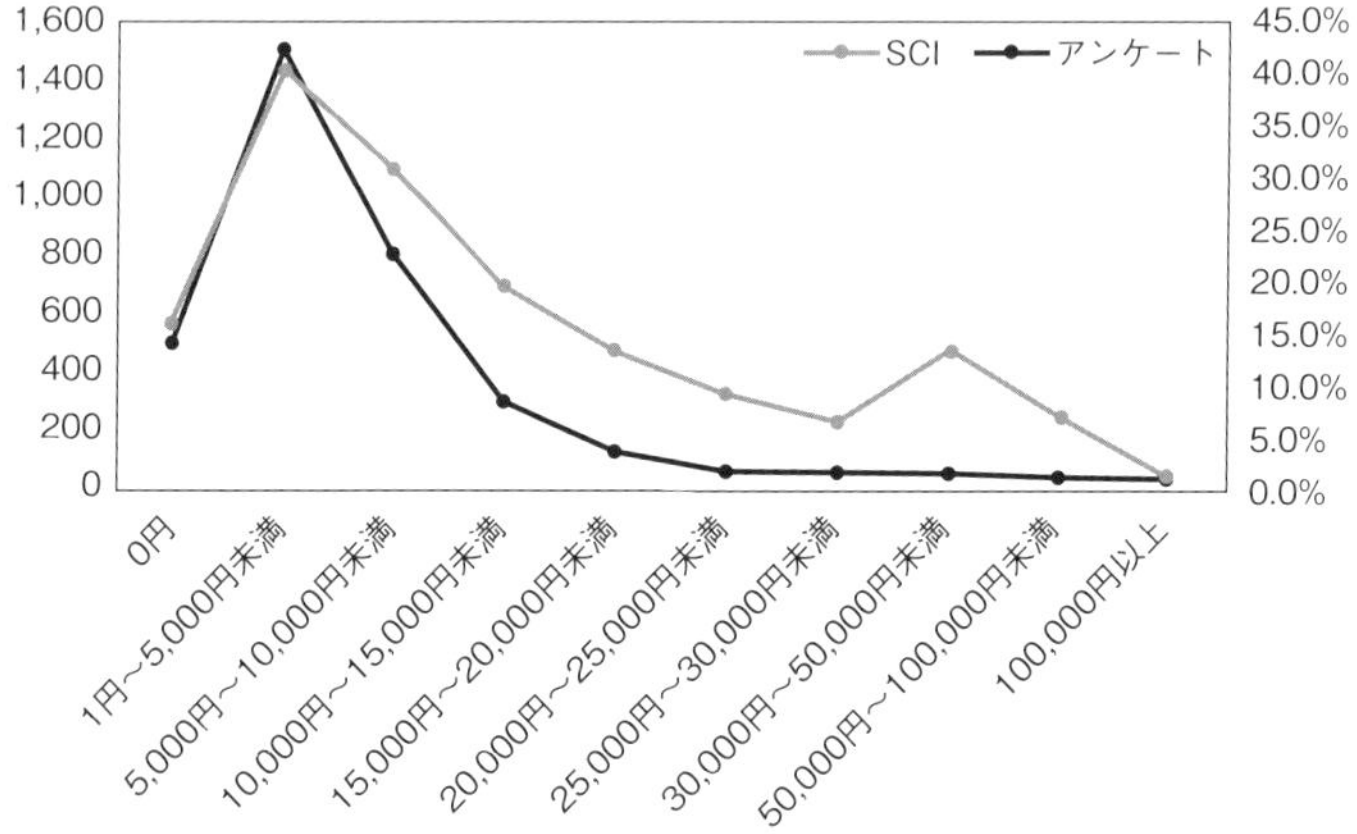

図表 6-1　アンケート調査とＳＣＩによるＯＴＣ医薬品年間購入金額階層別世帯数の分布

中最初に提示した最低限度額1万5０００円で「手続きする」と回答したのは30人であった。そこで次にこの30人について2万円を提示したところ、2人が「手続きしない」、残り28人が「手続する」と回答した。続いてこの28人について2万5０００円を提示したところ、5人が「手続きしない」と回答し、23人が「手続きする」と回答した。最終的には、手続きする世帯の累計は、2万5０００円で23世帯、2万円で28世帯、1万5０００円で30世帯と集計される。

他方、1万5０００円で「手続きしない」と回答した15人については金額を下げて質問を続けたところ、1万円で6人、5０００円で2人、0円で1人が「手続きする」に回答が変化した。この結果を集計すると、手続きする世帯の累計は1万円で36世帯（30＋6）、5000円で38世帯（36＋2）、0円で39世帯（38＋1）となる。

同様の作業をOTC薬年間購入金額階層別に繰り返し行ったわけだが、ポイントは本アンケート調査の妥当性だ。通常、アンケート調査における回答は一定の記憶に基づいている。そのため、「それほど多くの買い物はしていない」という負の心理が強く働きやすく回答額が少なくなる可能性がある。そこで全国規模のOTC薬年間世帯購入金額の層別化を、別途、アンテリオのSCI（全国消費世帯パネル調査）を用いて行った。SCIでは全国約5万人のモニター（15歳～69歳）の買い物情報をデータ化している。この中から、要指導医薬品とOTC薬（指定医薬部外品を除く）に関する買い物情報を抽出して層別化を試みた。

しかし、SCIはあくまでも個人のデータであり、世帯の買い物情報ではない。そこでモニターの背景情報、すなわち性、年齢、配偶者の有無、家族数及び18歳未満の家族数を基に、モニターの家族構成を都合32のタイプに分け、一定の補正を行った。

図表6－1はその結果を示したものだが、アンケート調査と比較すると、全体的に高額層にシフトしており、より「真の値」に近づいたと考える。

必要な財源は80億円

しかし財務省が一番気にするのは政策減税の規模だ。そこで、より「真の値」に近いと思われるSCIによるOTC薬年間購入金額階層別購入金額総計にOTC薬購入金額階層別／最低限度額別手続世帯の累計比率（アンケート調査結果）を当てはめ推計値を算出した。ちなみに所得税の限界還付率は、平成25年度民間給与実態統計調査結果と国税庁申告所得税標本調査、及び平成26年4月1日現在の法令等に基づく平均所得税率を参照して20％とした。世帯主の年収が約500万円の平均的なサラリーマン家庭が年間3万円の市販薬を買えば、3600円（3万円−1・2万円×20％）の税金が戻ってくるというイメージだ。

控除対象金額の上限を10万円として最低限度額別に減税規模を求めると最低限度額1万円では、その減税額は750億円と推計された。世帯数にすると1852万世帯で、全世帯の約3分の1を占める。しかし、これは過大見積りだ。というのも、①最低限度額が1万円ではなく1・2万円となり、②適用要件も付加され、③対象品目が厳しくなったからである。当局はOTC薬控除申請する世帯をその9分の1の200万世帯と推計している。まさに「小さく生んで大きく育てる」ようだ。となると減税に要する財源も9分の1の約80億円で済む。

行動変容は起こるか?

それではOTC薬控除が創設された場合、医療機関に受診していた人は行動変容するだろうか。予備的調査では、①かぜ症状、②アレルギー性鼻炎様、③頸・肩・腰の痛み、④胃痛・胃酸過多・胸やけ、もたれ・消化不良といったOTC薬適用の代表的な4症状について過去1年間における経験の有無を尋ねた。そして「経験あり」と回答した人にはそのときの対処方法(受診、OTC薬、その他)を症状ごとに質問した。さらに、OTC薬控除という新税制が導入された後で、その同じ症状をもう一度経験したとしたらどのように対処するかを最低限度額別に尋ねた。

なお、受診以外を選択した回答者のなかには、節税メリット以外の理由で行動変容を起こした者がいる可能性も否定できない。そこで新税制についての説明の前に、過去1年間に受診し、再び同じ症状を経験した場合でも「受診」すると回答した者を分析対象

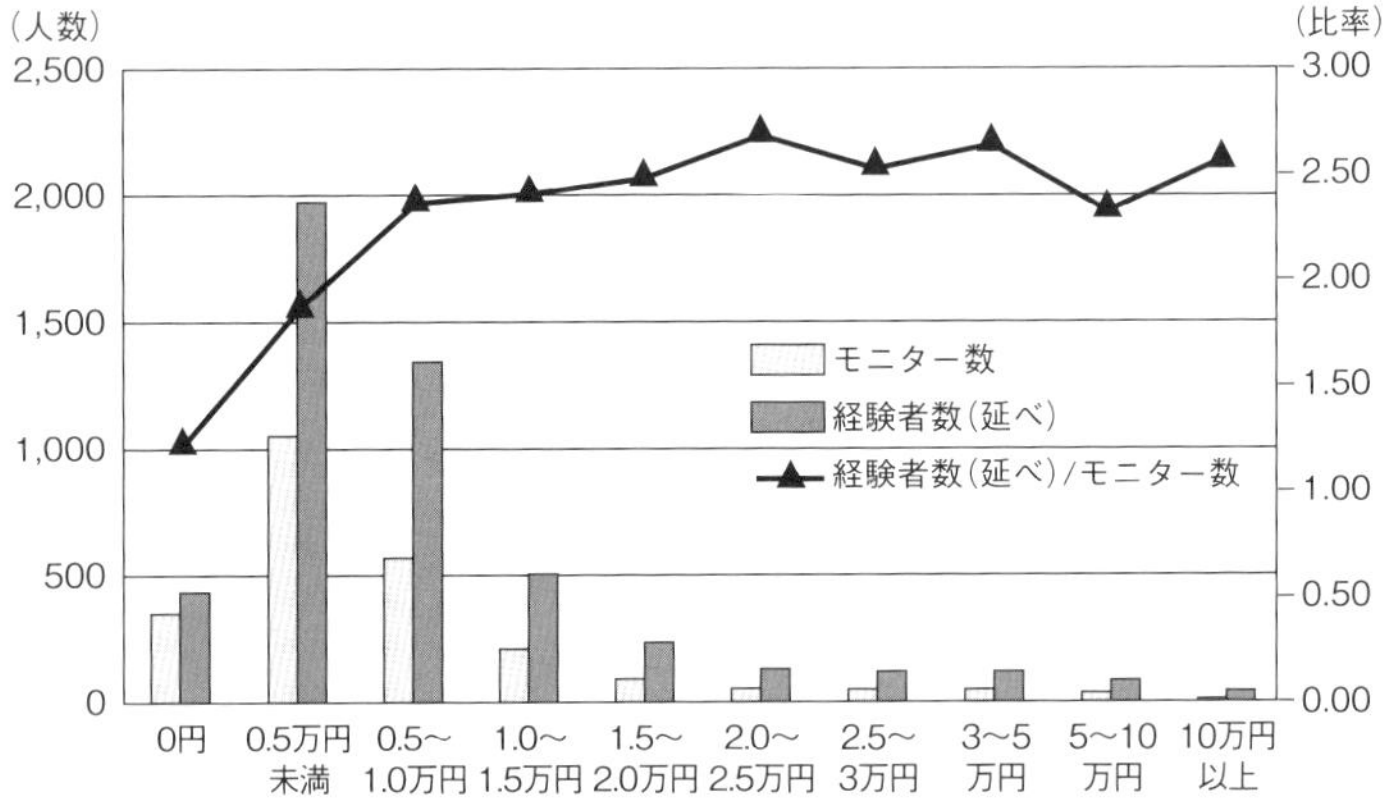

図表 6-2　ＯＴＣ購入金額別モニター数、症状体験者数(4 症状延べ)

図表 6-3　症状別／最低限度額別受診⇒ＯＴＣ医薬品への行動変容率

	受診⇒市販薬服用への行動変容率				
	5,000 円	10,000 円	15,000 円	20,000 円	25,000 円
かぜ症状	29.7%	22.6%	15.1%	10.9%	6.9%
鼻炎症状	22.1%	14.0%	9.0%	4.6%	2.8%
肩・首・腰の痛み	22.9%	18.0%	9.8%	6.5%	5.7%
胃痛・胃酸過多・胸やけ、もたれ・消化不良	13.4%	8.8%	5.0%	3.0%	2.5%

とした。

その結果は、経済学で言う「限界効用逓減の法則」が働いたのか、いずれの症状でも1万円あたりを境に最低金額が上昇するにつれて医療機関への受診からOTC薬へシフトする比率が逓減している(図表6—2参照)。

これは最低限度額を1・2万円とする証左と言えるだろ

う。しかし、行動変容率は症状によって異なる。図表6―3に示したように概ね、かぜ、腰痛等、鼻炎、胃腸症状の順に高かった。

医療費削減効果は120億円

そして最後に、OTC薬控除による医療費削減効果を算出すべく、症状別に受診⇒OTC薬への行動変容率に医療費の総額を乗じた。その結果、仮に控除最低限度額を1万円に設定すると、削減可能な医療費は1151億円に達することがわかった。換言すれば、当該4症状で7261億円の医療費が費消されているが、最低限度額を1万円に引き下げるとおつりがくるのだ。確かに所得減税に750億円の財源は必要になるが、それを上回る医療費の削減効果が期待できれば、日銀のマイナス金利政策よりはましではないか（図表6―4、6―5）。ちなみに、その医療費削減効果の内訳は、かぜ症状が508億円、鼻炎症状が291億円、肩・首・腰の痛みが183億円、胃痛・胃酸過多、胸やけ、もたれ・消化不良が168億円となった（図表6―5）。

さらに、最低限度額が低くなればなるほど、医療費削減額が減税額を大きく上回るこ

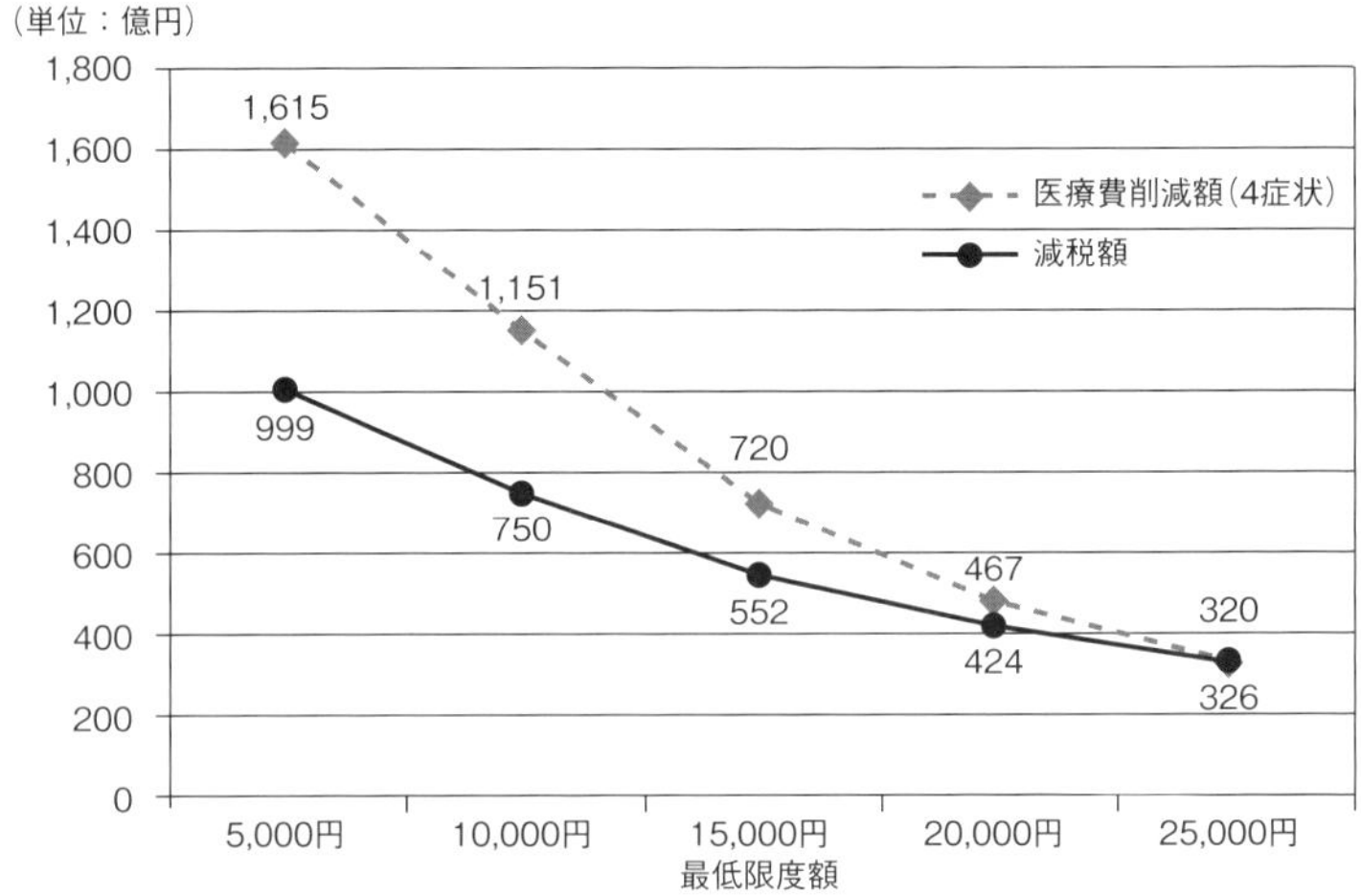

図表 6-4　最低限度額別減税額と医療費削減効果の比較

図表 6-5　症状別／最低限度額別医療費の削減効果

（単位：億円）

症状	医療費	最低限度額				
		5,000 円	10,000 円	15,000 円	20,000 円	25,000 円
かぜ症状	2,248	667	508	339	246	155
鼻炎症状	2,073	459	291	186	96	58
肩・首・腰の痛み	1,018	233	183	99	66	58
胃痛・胃酸過多・胸やけ、もたれ・消化不良	1,922	257	168	96	58	49
4症状合計	7,261	1,615	1,151	720	467	320

ともわかった（2万5000円の場合を除く）。ただし、これも申請世帯数が想定の9分の1とすると医療費適正化効果も約120億円となってしまう。

なお、本分析ではジャムネット株式会社の2012年1月から2014年12月までのデータの年平均を用いて、主傷病をベースに症状別医療費を集計した。

また、OTC薬に代替可能な疾患は4人の専門医の助言を受けて疾患の範囲を定義した。具体的には、かぜ症状についてはICD－10のJ00－J06（急性上気道感染症）、鼻炎症状はJ30（血管運動性鼻炎及びアレルギー性鼻炎〔鼻アレルギー〕）、腰痛等はMM53・1（頚腕症候群）、M54（背部痛）、消化器症状はK21（胃食道逆流症）、K29・1（その他の急性胃炎）、K29・2（アルコール性胃炎）、K29・7（胃炎，詳細不明）、K30（ディスペプシア〔症〕）の中から、専門医から見てOTC薬による代替えが困難とされる疾患を除いた。

保険薬局にもインバウンドを

節税メリットと言えば、「健康サポート薬局」の不動産取得税も6分の1軽くした。

これは病医院に通わなくても健康づくりの知識を気軽に得られるようにするのが狙いだ。肝煎りの検体測定室は１２３４件（２０１６年５月末現在）と伸び悩んでいるが、ガイドライン（「検体測定室に関するガイドライン」（平成26年医政発０４０９第４号厚生労働省医政局長通知））を変更すれば少し状況は変化するかもしれない。

そうした中、気を吐いているのがコンビニのアジア進出だ。６億の人口を抱え消費意欲が旺盛な中間層が増えている東南アジアを中心に店舗数を拡大、成長のけん引役に据えている。中でも株式会社セブン＆アイ・ホールディングスは元気だ。鈴木《すずき》敏文《としふみ》会長の突然の引退はあったが、ベトナムで現地企業と組み、専用の食品工場や最適な温度帯で配送するための物流拠点などを日本同様に設けるという。まずは２０１７年、ホーチミン市内に１号店を開き、３年で１００店まで増やし、10年後には１０００店体制に広げる計画だ。ファミリーマートは16年２期、中国でも上海や杭州で出店を進め、純増数は15年２期より33店多い２４４店となる見通しだ。ローソンは14年にフィリピンに１号店を出し、20年度までに５００店体制を目指す。ミニストップもベトナムで出店を拡大。双日株式会社と組み、今後３年で２００店に広げ、10年後には８００店を展開する計画だ。各社とも日本で培った物流や商品開発のノウハウを生かし新興国・地域でのシェアを伸ばす考えだ。

他方、コンビニ各社は国内でも免税対応の店舗を増やしているほか、ファミマが店頭に外貨両替機の設置を始めるなど訪日客需要の取り込みに余念がない。化粧品や市販薬などを大量に買うだけでなく、サプリメントや健康食品などの購入なども多いからだ。国内の消費が停滞する中、内外でアジア需要をいかにつかむかが課題だ。

観光庁によれば、2015年の旅行消費額は約3・5兆円に達し、過去最高だった昨年の通年実績（2兆円強）を大きく上回ったという。

消費額が増えた最大の理由は、訪日外国人旅行者そのものの増加だ。2015年の訪日外国人旅行者数は1974万人で2014年の約1・5倍となった。国はついに訪日外国人旅行者2000万人の到達が視野に入ったので、東京オリンピックを迎える2020年は4000万人を目指すと言っている。

実際、小売りの現場では、日本人の客より外国人客のほうが目立つ。OTC薬も、国内市場はマイナス傾向が続いているが、爆買いによるインバウンドは200億円～40

0億円と堅調だ。

実は政府が国内総生産（GDP）を計算する際には、訪日外国人客が日本でモノを買ったりサービスを利用したりすることを「外需」と位置づけ、個人消費ではなく輸出の一部として計上している。

わが国のここ数年の輸出は70兆〜80兆円程度。訪日外国人客の消費が年3兆円規模になると、今年はGDP統計上の輸出の4%前後を占める可能性がある。確かにその数字は、GDPの6割を占める日本人の消費（約300兆円）と比べると1%程度にとどまるが、訪日外国人客の消費が輸出不振の一部を補う構図になる可能性がある。

心強いのは日本チェーンドラッグストア協会の青木桂生《あおきけいせい》会長（クスリのアオキ取締役会長）の一言。2016年3月、千葉幕張で開催中のドラッグストアショーで会見し、「超高齢化社会を解決するのはドラッグストアしかない」と断言。「我々の時代が到来した。同時に責任も感じている」と述べ、高齢化を背景にドラッグストア業界のさらなる拡大を強調した。

2015年度のドラッグストアの状況は、店舗数が2・9%増の1万8479店で、総売上高は1・1%増の6兆1325億円だ。成長は「踊り場」のままだが、協会では今後10兆円産業をめざし、16年度を「再成長元年」としている。

また、同協会の宗像守事務総長は、伸長しているカテゴリーを「食品と調剤」であるとし、現在、全売上の3割強（1兆9664億円）を占める医薬品が「やがて米国のドラッグストアのように5割を超えていく」と見通した。さらに、検体測定事業に関しても言及。「今は1000か所強にとどまる検体測定室だが、本当は5万から8万か所は必要」と解説。そこで必要なのは「検体測定室に関するガイドライン（平成26年医政発0409第4号厚生労働省医政局長通知）の見直し」だと指摘し、これについては2015年11月に新設した一般財団法人日本ヘルスケア協会で対応するとしている。

ガイドラインは見直して

それにしても今のガイドラインは使い勝手が悪い。慶應大学薬学部の山浦克典《やまうらかつのり》教授の調査によれば、ガイドライン上違法行為とされる生活習慣のアドバイスを利用者から求められた経験のある薬局が8割近くあるという。さらに、検査後に健康食品やサプリメント、市販薬の相談を受けるケースもあり、9割の薬局が検体測定室ガイドラインは「やりづらい」と感じている。しかしながら、「メリットなし」という薬局は6・6％にとどまっており、70％近い薬局が「利用者とのコミュニケーションのきっかけになった」という。また、約50％が「かかりつけ薬局・健康相談ステーションとしての活用が増えた」と検体測定のメリットを認めている。なお、検体測定室実施前は「標準作業書などの書類の作成・保管」、「スペース」、「機器設置の経費」、「感染防止対策」が負担だとする薬局が多かったが、実施後はいずれの項目も、負担だと回答した薬局は減少。特に検体測定室用のスペースの負担感は半減した。

これは2015年9月段階で検体測定室の届出を行っていた924薬局を対象に実施したアンケートによるもの（回収率42・7％）。まさに「案ずるより産むが易し」である。予防医療や先制医療に造詣の深い横倉義武《よこくらよしたけ》日本医師会長を入れて、もう一度検体測定室ガイドラインを見直してはどうか。

ちなみに、日本一般用医薬品連合会（略称「一般薬連」）は、2014年1月以降、薬局等の店頭検査で糖尿病の早期発見につなげるプロジェクト「糖尿病診断アクセス革命」（代表者矢作直也《やはぎなおや》氏：筑波大学大学院）に参画する薬局と協力し、受診勧奨後の患者の受診状況を把握するアンケートを実施した。２０１５年10月までの累計の受検者数は１８２９人で、このうち受診勧奨対象者は３４１人だった。

しかし実際に医療機関に受診したのは63人で、受診勧奨成功率は18・5％と低調だった。そこで２０１５年５月に、店頭での検体測定室での検体測定推進を支援するために検体測定室連携協議会（検連協）を立ち上げた。特筆すべきは非常設（臨時）検体測定室運営件数が14年度は月平均14回程度だったが、15年度は月平均40回と急増している点。さらに朗報は「薬局店頭における検体検査サービス」については、検査結果の通知が医師法第17条に定める「医業」に該当せず、同検査を行う施設が臨床検査技師等に関する法律第20条に規定する「衛生検査所」に該当しないことがグレーゾーン解消制度で確認されたことだ。

糖尿病は万病の元

というのも、糖尿病が増えている背景として肥満問題があるからだ。日本人でもBMI25以上の肥満者がコンスタントに増えている。肥満により高インスリン血症が起こり、インスリン抵抗性が上昇する。これを是正するための有効な方法として運動が挙げられる。最も有効な運動は有酸素運動だと言われる。筋トレのようなレジスタンス運動も効果があり、可能であればこれを併用すると筋肉量が増すことでインスリンの感受性がよくなっていく。

糖尿病患者は、他の生活習慣病を発症するリスクが高いことがわかっている。例えば、糖尿病患者の高血圧は非糖尿病患者の約2倍だ。逆に、高血圧の人の糖尿病発症リスクもそうでない人の約2倍である。

また、糖尿病ではさまざまな臓器が悪くなることもわかっている。6大合併症の1つ糖尿病性腎症は透析導入原因の44％を占め、慢性糸球体腎炎を抜いて透析導入原因の第1位になっている。透析は1人当たりの医療費が年間500万円かかり、これを抑制することは医療費の削減に大いに直結する。2013年度の国民医療費は40兆円を超えたが、そのうち糸球体疾患、腎尿細管間質性疾患、腎不全に費やした医療費は1兆1485億円で、うち65歳以上医療費は7128億円となっている。なかんずく高齢者の医療費の占める割合が年々増加しており、公費に多くを依存する透析医療費の適正化が今後の政策課題になるだろう。

日本人の死因は悪性新生物、心疾患、肺炎、脳血管障害の順に多いが、糖尿病はこの4つの疾患に関係することがわかっている。糖尿病があると、がんの発症リスクが約20％上昇し、驚くなかれ、肝がん・膵臓がんに至っては発症リスクが2倍近くになると糖尿病学会とがん学会が合同で報告している。糖尿病は生活習慣病全般の入口である。

世界保健機関（WHO）によれば、世界の糖尿病患者数は2014年現在で推計4億2200万人に達した。1980年時点の1億800万人から大幅に増え、成人人口に占める割合は80年の4・7％から14年は8・5％に増えた。所得が低い国の方が高い国よりも速いペースで患者数が増えている。また、糖尿病は2012年時点で150万人の死亡原因になっているほか、高血糖により220万人が死亡しているという。

金融緩和に財政出動、そして規制緩和と何でもありの「ばくち経済政策」たるアベノミクスもいよいよ正念場を向かえる。今回の税制改正を契機に日本の薬局（薬剤師）も「自らで稼ぐ」ことを切に望む。

第7章

薬局は「地域包括ケア」にどう取り組むか？

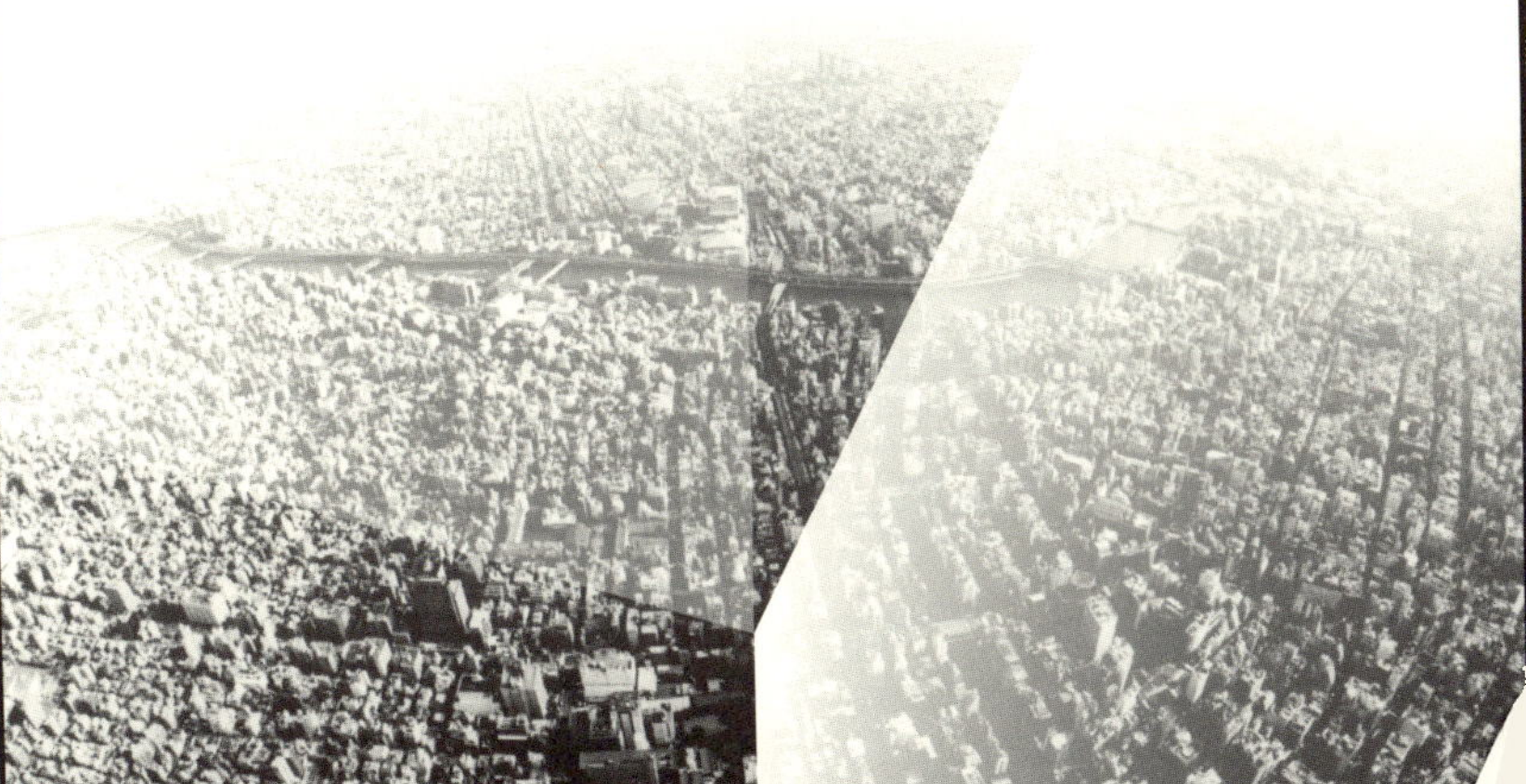

「（お母様は）退院後のケアマネの計画を受け入れず訪問看護も往診も必要ないと思っておられるようで、半ば無理やり計画を実施している状況です（往診の日も配達で留守だったそうです）。3月末に突然「デイサービスで入浴したい」と申し出られ、まだ早いと思ったが調整して実施したところ当日が寒くかぜを引かれたようです。その後、自宅では異常に部屋を温かくして大量の服を着せるようになられたようで、（要介護度5の）お父様を動かさないようにされているため便秘、脱水がひどくなり褥瘡も悪化したようです。服もきせっぱなしなのでオムツも取り替えていない状況です。そのため、ご飯も食べず意識がもうろうとなり（かかりつけ医のいる）市民病院に救急搬送されました。在宅医のT先生も来院され入院を検討して欲しいと言われました。同市民病院の担当医も入院をすすめましたがお母様（77歳）が自宅へ連れて帰ることを希望され退院と相成りました。」

これは富山の片田舎に住む父のケアマネジャーから突然送られてきたメールだ。

小生の父は、中学校を卒業した後、養豚業を営んでいたが、75歳で脳梗塞を発症した。生来の医者嫌いで、何種類ものサプリメントや健康食品を常用していた。その中には処方薬と禁忌のクロレラも含まれていた。これが命取りになり症状が悪化したが、生前は誤嚥性肺炎で入退院を繰り返した。担当医もこうした治療には興味も示さず、2か月間の抗生物質投与で帰宅するも予後は改善せず、このままでは寝たきりになると判断して75日間リハビリ病院に入院させた。自力で6メートル歩けるようになるものの、退院後は維持期の訪問リハもなく元の黙阿弥。重症加算欲しさか2人の訪問看護師が頻繁にやってきたが、有り難みを感じたのは「摘便」だけ。何度も母が「喀痰吸引のやり方を教えて欲しい」と懇願したが成就しなかった。痛感したのは、少なくとも私の郷里では地域包括ケアなど幻想だということ。

そして最後は得体の知れない下血が続き、医師・看護師に看取られることなく敗血症で享年80で逝去した。２０１５年正月の日曜日の22時15分の出来事だ。母は父の残した田畑を耕し、生業の酒店を営む傍らで当該市民病院で「末期の水」をとった。

そんな気丈な〝ゴッドマザー〟に真相をただすと「介護保険は9割まで国が面倒見てくれるので使わなければ損だ」と聞かされたという。事実、介護費用の財源は本人の負担が1割で、残りは国と地方の公費（税金）と、40歳以上の個人や企業が負担する保険料で半分ずつ賄っている。介護費用は介護保険制度が始まった2000年度の3・6兆円から14年度は10兆円に膨らんだ。さらに25年度には21兆円になる見込みだ。保険料も2000年度の月2900円が14年度には月5000円弱に増えている。そして国の改革シナリオでは、団塊の世代が75歳以上となる2025年には8270円程度になることが見込まれている。介護報酬を上げると保険料の引き上げにもつながるため、一定の適正化が求められる。

しかし、薬剤師同様、ケアマネジャーばかり責めるのも酷だろう。「2014年経営実態調査」結果を見ると、居宅介護支援の収支差率はマイナス1・0%で、介護サービス事業の中ではめずらしく赤字となっている。前々回（2008年実態調査）のマイナス17・0%、前回（2011年実態調査）のマイナス2・6%よりは改善したが、これで本当に地域包括ケアシステムは成就するだろうか。介護支援専門員（常勤換算）1人で31・6人の利用者を担当し、月給は約36万円だ。

「システム」がついて変質

そうした中、19本からなるいわゆる医療・介護一括法（正確には平成26年法律第83号「地域における医療及び介護の総合的な確保を推進するための関係法律の整備等に関する法律」。略称「医療介護総合確保推進法」）が成立した。これに基づき都道府県と市町村は、国の定める総合確保方針に即して、かつ、地域の実情に応じて、医療及び介護の総合的な確保のための事業の実施に関する計画を作成する。留意すべきは、この計画を作成又は変更するときに、地域の医師会や薬剤師会にも参画を求めている点だ。

それにしても介護保険法は大きく変わった。

主な改正内容は、大きく「費用負担の公平化」と「地域包括ケアシステムの構築」の2つに分けられる。

このうち、費用負担の公平化においては、①特別養護老人ホームの新規入所者を重点化する、②一定以上の所得のある利用者の自己負担を1割から2割へ引き上げる、③低所得の施設利用者の食費・居住費を補填する「補足給付」の要件へ資産を追加するなど、介護保険の利用者にとって、厳しい改正内容だ。

また、地域包括ケアシステムの構築においても、要支援者に対する予防給付の訪問看護及び通所介護の地域支援事業への移行については、サービス利用者だけでなく、市町村や介護サービス事業者からも不安の声が上がっている。


確かに介護保険制度の持続可能性を考えると、一定の効率化や重点化はやむを得ないが、社会保障と税の一体改革を受けて、利用者の負担増や給付の抑制が懸念される今回の改正内容を国民は本当に理解し、納得しているのか。

厚生労働省によれば、本改正で2015~17年度の平均で1430億円の給付費が浮くという。しかし、この削減額は微々たるもので、今後は負担増と給付抑制の徹底、さらにはどこまでを公的保険の守備範囲にするのかを考えていく必要があるだろう。

そこで改正介護保険法が施行された2015年4月の介護報酬改定では、介護職の処遇改善への加算を拡充する一方で、サービス料金を大幅に引下げた。まさに地域包括ケアシステムに向けた序章だ。

そもそも「地域包括ケア」という概念は、広島県御調町《みつぎちょう》(現尾道市)の公立みつぎ総合病院の山口昇《やまぐちのぼる》元院長によって昭和50年代に使われはじめたものである[1)]。脳卒中などの後遺症の患者たちの生活の質を確保することを目的に、治療（キュア）のみならず予防、リハビリ、福祉、介護を、地域住民も参加する地域ぐるみの活動として展開した。いわば寝たきりゼロ作戦を目標にした「御調モデル」は実践から生まれた概念であった。山口氏の言葉を借りれば「保健・医療・福祉を連携させ、総合的・一体的にサービスを提供する仕組み」だ[2)]。

ところが、これに「システム」がついて変質した。重度の障害者や認知症高齢者が地域で最期まで生活できるよう、住まい・医療・介護・予防・生活支援が一体的に提供されるものとなったのだ。これは地域包括ケア研究会報告書に掲載された内容である。ポイントは5つの要素（住まい・医療・介護・予防・生活支援）に、自助・互助・共助・公助の考え方が描かれている点だ。また、地域包括ケアシステムは、おおむね30分以内に必要なサービスが提供される日常生活圏域（具体的には中学校区）を1つの単位として想定している。

費用削減にはならない

それでは地域包括ケアシステムの目的は一体全体何なのか。

地域包括ケアの概念をより歴史的なパースペクティブで社会理論化する必要性を強調した一橋大学の猪飼周平《いかいしゅうへい》教授によれば、地域包括ケアシステムによってコストの削減は困難だという。その答えはすこぶる単純だ。同じケアを在宅と病院で提供する場合、明らかに在宅が高くつくからである。もし、在宅が安いというなら、それは家族の介護力を無視したケースである。しかし、家庭介護力は経済学でいう「機会損失」で、支出は伴わないがれっきとしたコストだ。

病院内で2～3人の看護師が夜間50～60人の患者の面倒をみている場合は病棟内の移動ですむが、これが在宅となると交通費を請求しても1人の看護師がカバーできる範囲は限定される。つまり、ケアの効率性という観点からは患者を1か所に収容した方が効率的で、面的展開を図ればそれだけコストは高くつく。薬剤のデリバリーも同様で、さらに24時間対応となると、薬剤師に負荷がかかる。つまり、現行のままでは地域包括ケアは費用の削減にはつながらないのだ。

こうした中、株式会社アインホールディングス（札幌市）は、組織変更してこれまでの在宅医療部を「地域連携部」に改称した。地域との連携を強化することで、在宅医療をはじめとした地域医療への一層の貢献をすることが目的だが、チェーン薬局の英断と言えよう。株式会社の試みと言えばもっと驚くのは、日本郵政グループの日本郵便が薬の宅配を始めたことである。医師の処方箋をもとに薬を出す調剤薬局の最大手と提携し、在宅患者向けに処方薬などを宅配便の「ゆうパック」で運ぶという（２０１６年４月１日日本経済新聞）。

日本郵便が提携するのは株式会社メディカルシステムネットワーク。全国で調剤薬局を展開し、約１４００の薬局を系列に持つ。処方薬など医療用医薬品の宅配を事業化するのは国内で初めてだ。新たなサービスは、医師が認め、同社の薬局と契約を結んだ患者が対象になるという。宅配できる薬は錠剤や点滴の液剤など、薬剤師が問題がないと判断したものだけだ。

在宅医療を受けている患者はまず医師の診断を受け、処方箋をもらう。薬剤師は患者の自宅や入居する介護施設などを訪問し、対面で薬の飲み方などを指導する。その後、薬局から患者の自宅や施設にゆうパックで薬を送るしくみだ。

医師の処方が必要な薬は、安全性を確保するため薬剤師が患者に直接会って説明する「薬の対面販売」という原則がある。今回のサービスでは薬の飲み方などを直接指導することで、この原則を守る。法律で禁止されているインターネットなどを通じた処方薬の通販とは異なる。

なお、本サービスでは医師が処方箋を出すたびに薬剤師が患者に直接会う必要があるが、薬剤師としては重い点滴の液剤などを運ぶ必要がなくなる。薬剤師は人材不足感も強まっており、日本郵便が薬を運ぶ手間を肩代わりする。今後は、介護系用品メーカーなどにも提携相手を広げてサービスを充実させるという。また、宅配する商品を収益性が低いとされる介護用おむつをはじめとする日用品などにも広げるようだ。

しかし、事業展開するのは東京、札幌、名古屋の三大都市圏だけ。ビジネスにならないのか地方都市やへき地では行わない。日本郵政グループも民営化した以上、ある程度の〝地方切り捨て〟はやむをえないのかもしれないが、それでは地域包括ケアシステムの構築はおぼつかない。

成就するか「生活モデル」

費用の削減につながらないのに国はなぜ、地域包括ケアシステムに舵を切ったのだろうか。

先出の猪飼氏によれば、その合理的な根拠は「社会における支援観の生活モデル化」にある。つまり、完治しない病気が増大するなかで、従来の「医学モデル」には限界があり、人の暮らしを支える「生活モデル」こそ本流だというのだ。2016年度診療報酬改定の重点課題を「地域包括ケアシステムの推進」としたのもこのためだ。厚生労働省の調査では、2014年の在宅医療患者は1日あたり15万6400人（推計）となり、1996年の調査開始以来最多になった。

2016年の調剤報酬では、患者本位の医薬分業の実現に向け、かかりつけ薬剤師・薬局を評価した。具体的には、患者が選択したかかりつけ薬剤師が服薬指導の業務を行った場合に算定できるかかりつけ薬剤師指導料を新設し、その算定要件に、薬剤師の薬局勤務経験や同一薬局の勤務時間、在籍年数を入れた。さらに、この出来高のかかりつけ薬剤師指導料に加え、地域包括診療料、地域包括診療加算の算定患者を包括的に評価するかかりつけ薬剤師包括管理料も新設した。時間外等加算、夜間・休日等加算、在宅医療に係わる点数、薬剤料、特定保健医療材料料以外はすべて包括だ。

また、在宅薬剤管理指導業務の推進では、処方医に疑義照会することによる適正化の評価として、在宅患者重複投薬・相互作用等防止管理料を新設した。この点数は処方内容が変更になった場合に算定できる。

他方、精神医療では、向精神薬を多種類処方した場合の処方料、処方箋料、薬剤料の減算措置の基準を引き下げた。医学管理が不十分で多種・大量処方された患者の通院・在宅精神医療等の評価は下げる。これに対して向精神薬多剤投与に関わる報告書の提出は頻度を下げる。

問題は、この「生活モデル」を国民がどれくらい理解しているかだ。地域包括ケアシステムの成否は、国民が「末期の水」を自宅でとる覚悟があるかどうかにかかっている。２０１４年６月に成立した医療介護総合確保推進法もその一環と考えるが、当局が「地方創生の切り札」と騒ぐ割にはその具体像が見えてこない。

例えば、先進県の広島にあるみつぎ総合病院は、「国保直診モデル」としては有名だが、汎用性は高くない。そのことは「御調町の実践はどの地域でも通用するかというと、少なくとも都市部では通用しない」と山口氏自身も認めている[2)]。山口氏によれば、「地域包括ケアシステム構築の手法を考えるとき、御調町の場合は農村型（中山間地域型）といえるであろう。このタイプは人口数万人までであれば対応できると思われるが、それ以上の人口規模であれば、都市型、あるいは大都市型とでもいうべき手法を検討する必要がある。また高齢化が短期間で急激に進む団地型とでもいうべきタイプも存在する」という。ポイントは、その地域、人口規模に合わせたシステムの構築ができるかどうかだ。

2005年の介護保険法改正では、地域包括支援センターが介護保険の保険者機能として創設された。しかし、実際には、大半の地域包括支援センターは、社会福祉法人や医療法人への委託を認めたので単なる相談窓口と化している。地域ケアのマネジメント機能は未成熟のまま今日に至っているのだ。また、地方自治体の役人も一部の例外を除いて政策能力や専門性という点で限界がある。

事実、介護保険法上、居宅サービス優先の原則が謳われたにもかかわらず、施設依存が特養待機者の増大（09年約42→13年約52万人）の中で克服されていない。また、医療分野においても、いわゆる社会的入院は今でも解決の目処が立っていない。その象徴が介護療養病床廃止の先送りである。依然として6・3万床あり、2017年度に廃止できるかは未知数だ。こうした中、定期巡回・随時対応サービスがスタートしたが、2016年2月末で783事業所が実施しているが、利用者は約8600人にとどまる。また、国は経済誘導による在宅シフトを狙って複合型サービスも開始したが、その収支差率はマイナス0・5％と赤字だ。

医薬品卸は救世主？

救世主は医薬品卸の試みだ。例えば、九州の卸アステム（福岡市）はデータホライゾン（広島市）と業務提携し、レセプトデータなどを解析するシステムを市町村に販売することで行政への人脈の広がりを狙っている。また東邦ホールディングスは、子会社の東邦薬品が自動音声認識システムを搭載した訪問看護師向け業務支援端末「エニフナース」を4月から発売している。従前、在宅医療で看護師は、看護業務以外にも、医師の指示に基づく医療的処置、薬や医療材料の手配などに加え、報告書・記録書の作成が大きな負担となっていた。そこで同社はコールセンターや音声認識薬歴作成支援システムで培ってきた音声認識技術を「エニフナース」にも搭載、訪問活動の合間に報告書・記録書の入力作業を支援し、訪問看護師の業務負担の軽減を図るという。まさに産業界の英知である。

　医薬品卸大手メディセオも負けていない。薬の配送回数を増やすため物流拠点を郊外から病院の多い都市に移している。というのも、例えば再生医療向けの薬は配送が勝負を分けるからだ。国の規制緩和で再生医療向けの薬の実用化が進むという話だが、この種の薬は温度管理などの面で従来の医薬品とは比べものにならない厳格な扱いが必要となる。そうなると流通のあり方が普及のカギとなる。「都市型物流は配送時間も短縮でき、再生医療薬の流通に適する」と同社の長福《ちょうふく》恭弘《やすひろ》社長は将来を見据える。

　一般社団法人日本医薬品卸業連合会のデータによると、２０１５年の仕切価率が内資メーカーで平均93・96%、外資メーカーで平均94・69%と上昇傾向にあり、医薬品卸は医療機関・薬局との厳しい価格交渉に迫られている。そうした中で医薬品卸業界の企業再編が進んでいるが、それでも「卸不要論」は消えない。

しかし、東日本大震災（2011年3月）や熊本地震（2016年4月）における物流の底力を見ると、「モバイルファーマシー」も含めて、危機管理体制の再構築に卸各社は不可欠な存在であることがわかる。なんと言っても最悪のシナリオは、2020年の東京オリンピック前後に首都直下型地震が発生することだ。30年以内に70％の確率で発生するとされ、その被害額も甚大で、死者は最大で2万3000人、建物の全壊及び焼失は61万棟と想定されている。こうした地勢上のリスクに加えて、人口減社会が到来するわが国にあって、異なる形で問屋が再認識されるかもしれない。ひょっとすると、医薬品流通業界に「範囲の経済性」を狙った「非営利ホールディング型法人」が跋扈する可能性もある。

いずれにしても超高齢社会を迎えるわが国にあって、最終的には65歳以上ではなく75歳以上をもって「お年寄り」と再定義して、後期高齢者医療制度と介護保険制度を統合することになるだろう。

消滅可能性都市は大丈夫か?

そうした中、民間の日本創成会議・人口減少問題検討分科会が「消滅可能性」都市を公表した。

消滅可能性都市とは、2010年から2040年の30年間で、子どもを産む人の大多数を占める20～39歳の女性人口が5割以上減ると予測される自治体。同分科会によれば、全国の1800市区町村（政令市の行政区を含む）の49・8%にあたる896自治体が「消滅可能性」に該当する。

この中には、地域包括ケアシステムの先進事例たる山形県鶴岡市も含まれている。同市は2010年で13万6623人の人口を有しているが、これが2040年には8万8132人になるという。しかし、我々が現地調査を行ったところ、町がコンパクトなこともあって、自治体病院が主体の山形県では「顔の見える連携」が行われていた。同様に、人口12・4万人の福岡県大牟田市も65歳以上人口比率が3割を超え、消滅可能性都市の1つだが、中学校区ならぬ小学校区単位で認知症の徘徊老人が住みやすい社会を模索していた。

ちなみに、厚生労働省が２０１４年6月10日〜24日、全国の１７４１市町村を対象に実施した「行方不明になった認知症の人等に関する調査」によると、この間に８５５市町村で５２０１人の行方不明者があったという。人類史上、どの国も経験したことのない超高齢社会に突入するわが国にあって、特に認知症対策は喫緊のテーマと言えるだろう。

厚生労働省の推計によると、要介護認定で用いられる「認知症高齢者の日常生活自立度」Ⅱ以上の65歳以上人口が、２０１０年の約２８０万人（65歳以上人口の９・５％）から２０２５年には約４７０万人（同12・８％）に増えると見込まれている。また、厚生労働科学研究費補助金の研究報告では、「認知症高齢者の日常生活自立度」Ⅱ以上の者を含む認知症有病者数は２０１０年で約４３９万人（認知症有病率推定値15％）で、その前段階の正常と認知症の中間の状態（MCI＝Mild Cognitive Impairment）の有病者数は約３８０万人（ＭＣＩ有病率推定値13％）と推計されている。さらに、福岡県久山町のコホートデータを使った九州大学の別の推計では、お年寄りの５人に１人が認知症になるという試算もある。

東京医科大学の羽生春夫《はにゅうはるお》教授と小田原雅人《おだわらまさと》教授らの共同研究では、驚くことに糖尿病患者の37％に認知機能の低下が見られるという。まさに認知症が「3型糖尿病」と称される所以である。

2016年度診療報酬改定で、認知症に対応するかかりつけ医師の評価（具体的には認知症地域包括診療料・加算）を行ったのもこのためだ。この点数には、多剤投与の制限を設けている。かかりつけ機能に関しては、かかりつけ医師・歯科医師に加え、かかりつけ薬剤師の評価を導入したことも今改定の特徴だ。薬剤師に対しては、当局は「かかりつけ医と連携し、患者の服薬状況を把握して、継続的な薬学管理をしてもらうことで、患者本位の医薬分業を目指す」としている。

くしくも、厚生労働省老健局も、薬剤師を対象にした認知症対応力向上研修の実施要綱を盛り込んだ認知症地域医療支援事業をスタートする。2016年度から先出の地域医療介護総合確保基金（介護分）のメニューとして、都道府県や指定都市が任意で実施するが、委託も可能だという。具体的な研修内容は、①基本知識、②対応力、③制度等――の3部から成り、薬学的管理や連携などを盛り込んだ標準カリキュラムも示している。例えば、③の制度等では地域包括ケアシステム、介護保険制度、成年後見制度や高齢者虐待の現状などを把握する。一方、②の対応力では薬学的管理として認知症治療薬の使用上の注意点や認知症の人・家族への支援を学習し、気づき・連携として医師へのフィードバックなどについて学ぶ。

散見される「アリセプト」の濫用

それにしても抗認知症薬の使われ方はひどい。アルツハイマー型認知症で処方されるのは通常「アリセプト」だが、重篤な副作用が知られないまま増量されるケースが散見される。５mgの少量でも十分に効果があるのに、増量して保険請求を通そうとする輩《やから》がいるという。

実は小生の義母も68歳でアルツハイマー型認知症を発病して84歳で他界したが、抗認知症薬の増量には胃痛で苦しんだ。戦前、宮崎県の師範学校女子部に所属していたこともあって戦時中は名古屋の軍事工場で働き、敵の焼夷弾をくぐり抜けた。戦後は結核を患うも旧家の山を売り払ったことで高価なストレプトマイシンの恩恵に授かり、小学校の教員に復帰した。このように気丈な母だったが、「クスリ漬け」の被害者だったと言っても過言ではないだろう。

薬物療法は本当に人を幸せにするのだろうか。朗報は、こうした医療を問題視する動きが専門家の中から出てきたことである。

その1つは、一般社団法人抗認知症薬の適量処方を実現する会（代表理事＝長尾《なが お》和《かず》宏《ひろ》・長尾クリニック院長）だ。アリセプトに代表される抗認知症薬を増量規定に従って処方すると重篤な副作用が出るケースが多々あるとして、高齢者医療に関わる医師らが創設した団体である。同会によれば、認知症による症状を抑える抗認知症薬は、日本では4種類承認されているが、添付文書にはどの薬も少量から投与を始め、約1・7〜4倍に増量していくことが規定されている。しかし使用規定通りに投与を行うと、患者が怒りっぽくなったり、歩行障害や嚥下障害を起こしたりするなどの副作用が見られることが多いという。一方、患者によっては、少量投与で認知症状が改善する人もいる。

薬によっては、添付文書に「症状により適宜減量する」と記載されているものもある。しかし、規定より少ない量で処方すると、地域によっては診療報酬明細書（レセプト）の審査で認められない場合があるという。これでは正直者がバカを見る。

もう1つは認知症治療研究会（代表世話人＝堀智勝《ほりともかつ》・新百合ヶ丘総合病院名誉院長）である。認知症治療の現場が荒れ放題なのを見て、「今まで認知症を専門にしていなかった医師にも積極的に認知症を診て頂くこと、また、認知症臨床で得た有益な知識を認知症臨床に携わる全ての方に共有して頂き、全国で認知症の最新医療が受けられるようにすることが大切だ」ということで、2015年に設立された。同研究会が認知症治療を行う際のベースとしているのが「コウノメソッド」だ。この方法は、微量の抗精神病薬やサプリメントを駆使して周辺症状を取り除いた後、中核症状の改善を図るべく抗認知症薬を投与する。〝製薬メーカーの敵《かたき》〟かもしれないが、国民にとっては心強い味方だ。かかりつけ薬局・薬剤師はどちらの側につくのだろうか。

今6月に、規定用量未満でも「個別症例に応じて査定判断すべし」という通知が出たが、認知症施策は、介護保険のみならず国民皆保険から見ても大きなテーマと言えるだろう。認知症の実態を踏まえ、地域の実情に応じた認知症対策をより一層充実していくことが求められる。

求められる「見える化」

千葉県柏市の豊四季《とよしき》団地でも東京大学、株式会社学研ココファンなどによる面白い試みがスタートしている。やがて怒涛の如く高齢化が押し寄せる大都会での高齢者生活モデル模索の試みだ。豊四季ファーマシーやスギメディカルの参画もあって企業・大学・行政が三位一体でウィン・ウィンな関係で進められている。このモデルの素晴らしいところは一定の定量的成果を上げている点だ。年間10人以上を自宅で看取った在宅診療所が2010年度の1か所から2013年度には8か所に急増したこともあって、同住宅における年間自宅看取り数は、2010年度の53件から2013年度には174件へとほぼ3倍に増加している。

同じ都市型では、埼玉県和光市のモデルも有名である。和光市は人口規模8万人とコンパクトなこともあって、東内京一《とうないきょういち》保健福祉部長という1人の行政マンの強いリーダーシップのもと、きたる首都圏の未曾有の超高齢社会に向けてインフラを整備している。さらにその汎用性を証明すべく、和光市で得たノウハウを大分県豊後高田市《ぶんごたかだ》や臼杵《うすき》市にも伝授している。その成功の秘訣は、日常生活動作（ＡＤＬ）や手段的日常生活動作（ＩＡＤＬ）等の一定のデータを駆使したアウトカムの可視化である。

国も地域包括ケアシステムの構築に向けて、「見える化」するための情報インフラを構築したという。これは全国・都道府県・二次医療圏・老人福祉圏・市町村・日常生活圏域別の特徴や課題、取組みを客観的かつ容易に把握できるように、医療・介護関連情報を広く共有したものだ。はたして、このインフラが市町村でうまく利活用されているのかどうか。２０１３年の自宅での死亡割合を見ると、東京都が16・7％と全国1位になっているだけに、団地やマンションで「行ってみたら亡くなっていた」という孤独死が増えているのではないか。高齢化が進み、他人の世話にならないと生きていけない人が増えていけば、「自立した個人」という理念は非現実的なものとなる。〝ヤクルトおばさん〟や新聞配達員のように、薬剤師にも「困ったことはありませんか」、「お身体の調子はいかがですか」と独居老人などへの声かけが求められる。無資格者の小生も、松尾芭蕉のように今後は諸国を行脚して地域包括ケアシステムの「成功の鍵」をウォッチする所存だ。

引用・参考文献

1) 高橋紘士『地域包括ケアシステム』株式会社オーム社、２０１２年。
2) 山口昇『実録寝たきり老人ゼロ作戦』ぎょうせい、２０１２年、80頁。

第8章

2040年の日本の薬局は
どうなっているか？

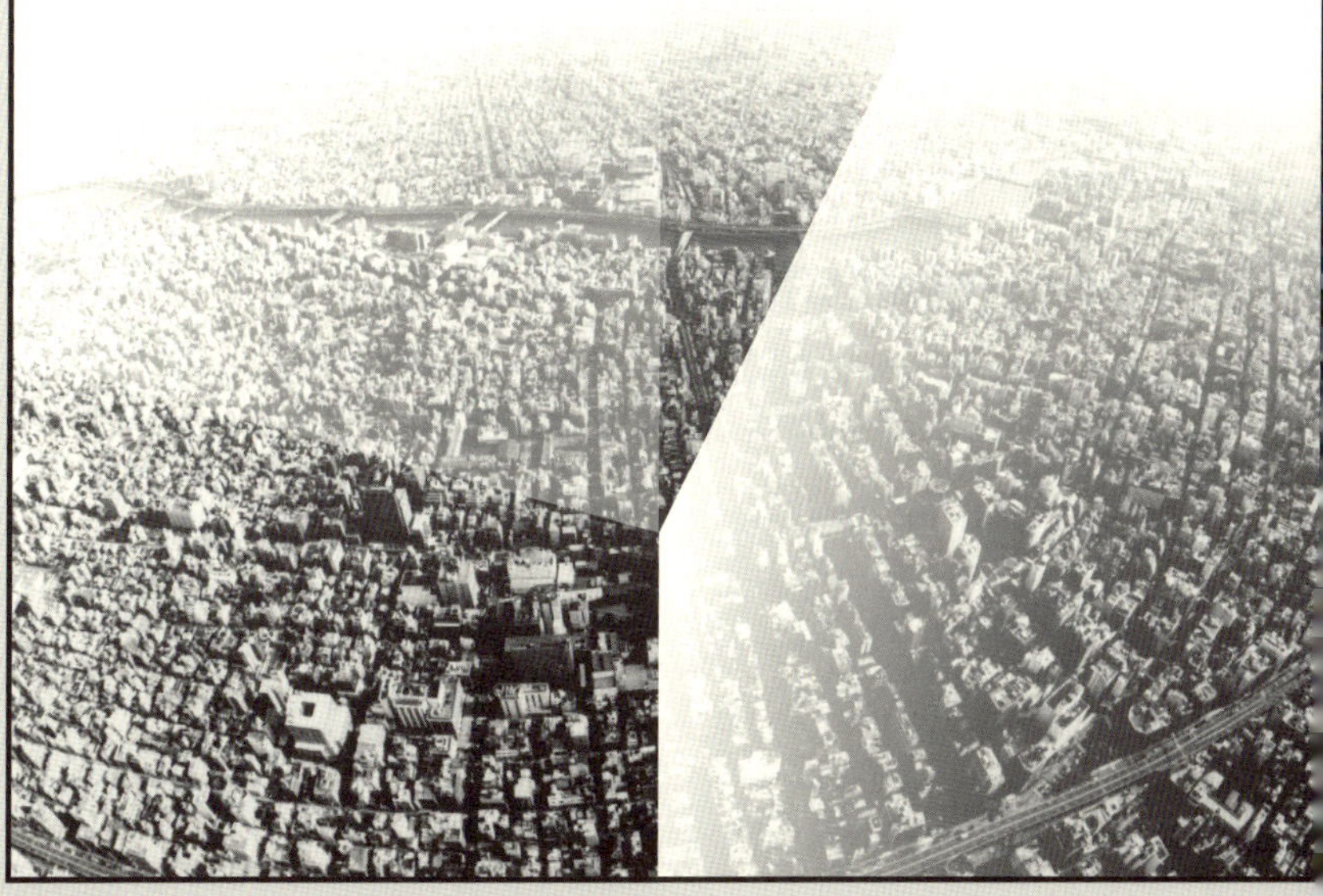

今朝のお身体の調子はいかがですか——A氏の一日は目覚まし代わりのアナウンスから始まる。昨晩は帰宅後に自宅の書斎に備えられているB健康サポート薬局と結ばれたバーチャル診察室の呼び出しを受けた。複数の検査項目の変動幅が大きいというのだ。そこで担当のC医師による三次元遠隔画像診察を受けたところ「要精検」となったので、今日の宴会はキャンセルすることにした。

ちなみにB薬局は基本医療圏毎に存在する典型的なかかりつけ薬局である。以前のように病医院の門前にはなく、早期疾病探索プログラムで契約している各家庭に設置したバーチャル診察室&薬局がその機能を担っている。しかし、患者の保有するPHR（パーソナル・ヘルス・レコーダー）には、健康診断履歴や薬歴などがすべて記録されているので地震が来ても津波が押し寄せても心配はない。一定の医療情報を基にした地域住民の疾病監視事業が病医院および薬局の大きな業務の1つになっているが、大変厳しいセキュリティーが入っているので個人情報が漏洩することはない。さらに、PHRデータの「見える化」を通じたセルフメディケーションによって医療・介護費を節約した者には一定の節税メリットも付与されている。

一番大きな変化は、昔のように検体測定室で針を刺して自己採血することが不要になったこと。口の中の唾液で糖分の濃度を測り、血糖値を監視する小型端末が開発されたからだ。やることは奥歯の近くにセンサーを取り付け、測定データを無線で常時伝送するだけ。糖尿病の患者や予備軍が採血の手間なく、健康状態を確認できる。また、分子イメージングを活用したマイクロ手術など浸襲の少ない技法も発達している。まさにPHRを基に各施設が連携した切れ目のない医療・介護サービスを提供しており、地域住民のQOLが確保される仕組みとなっている。

確かに日本のGDP（国内総生産）は対世界シェア4％まで落ち込んでしまったが、男女とも「平均余命世界一の座」はずっと他国に譲ったことがなく、国民の生活満足度は非常に高い。特に健康寿命の長さは世界でも突出しており、日本の国民健康維持システムは、国民皆保険制度と並んで世界に誇る仕組みとして成熟している。誕生と同時に国民全員に支給される一枚の健康保障カードで生涯にわたって健康・薬歴管理がなされているからだ。その結果、いつでも世界最高の医療サービスを受けることができる健康資源大国になっている。

これは日本が高齢化のピークを向かえる２０４０年頃の姿である。

ＩＣＴ化は夢物語か？

しかし、こんな夢物語をどれだけ語っても誰も信じてはくれない。というのも四半世紀はあまりにも遠い将来で、皆、他人事のように思っているからである。とはいえ、日進月歩ならぬ〝秒進分歩〟で進化している最近のＩＣＴ（情報通信技術）の流れをみると、その実現可能性もまんざらでない。特に超高齢社会における医療・介護の分野で期待されているのが、細胞レベルで微細な変化を検知できるセンサーや、体内で駆動する装置を正確に遠隔制御できる技術である。既に介護用に実用化されている、人体に装着して運動を補助する「パワースーツ」は、脳から筋肉に指令が出る際に皮膚を流れる微弱電波を検知・解析して自分の意思通りに動かす仕組みである。また、超広帯域の通信技術を使えば、離れたところからでも医師が患者の様子を超高精細動画で確認しながら、自分の手とまったく同じように装置を遠隔制御して手術することも可能となる。

例えば、大塚製薬は米ベンチャーと組み、統合失調症治療の錠剤「エビリファイ」に1ミリ四方の微小なセンサーを埋め込み、服用情報を取得できるようにした。世界初の「デジタルメディスン」と呼ばれるもので、薬が胃の中で溶けるとセンサーが胃酸と反応し、これを患者の体に貼ったパッチが検知・記録し、データを自動で送る。患者がどこにいても、服用状況が分かる仕組みだ。センサーは便とともに排泄されるので、体には影響がないという。報道によれば、同社は2015年9月、米食品医薬品局（FDA）に製造・販売を申請したが、16年4月、FDAから現在のデータでは承認できないとの通知を受けたという（2016年5月2日薬事日報）。

となると、医師が患者を診てから診断結果を電子カルテに入力する現在の医療の方式も変わるかもしれない。個々人の日常生活のなかで自動的に身体の状態が微細に検知・蓄積されてデータベース化され、これを分析することから治療が始まる可能性がある。そうなると、かかりつけ薬局・薬剤師の役割も相当変貌することになるだろう。

くしくも、日本薬剤師会は、異なる事業者の電子お薬手帳システムでも相互閲覧できることを一般向けに知らせる「電子お薬手帳相互閲覧サービス」のホームページを開設した。具体的には接続予定も含め、①大阪eお薬手帳（提供組織＝大阪府薬剤師会）、②日薬eお薬手帳（日薬）、③お薬手帳プラス（日本調剤）、④ファルモお薬手帳（ファルモ）、⑤神奈川マイカルテ（同）、⑥サンキリチェッタ（同）、⑦hoppe（ホッペ、リーベンス）、⑧お薬手帳Link（NTTドコモ）――の8製品。今後も国の「運用上の留意事項」（ガイドライン）を満たす電子お薬手帳があれば随時、接続していくという。

人口減社会が本格化したこともあってわが国は人工知能によって多くの労働集約的なブルーカラーは不要になるだろう。しかし、薬剤師は創造性に富んだ職種なので永遠に不滅だ。

持続可能な医療・介護システムとは？

そして一連の社会保障・税の一体改革もなし崩し的に進むことが予想される。というのも、その安定財源として期待された消費税率の引上げが再延期され、政治的に〝タブー〟となったからだ。社会保障の充実に約2・7兆円の財源を充当する代わりに、社会保障の効率化・重点化で約1・2兆円削減することが前提となっており、そうなると国を挙げて構造改革に取り組まざるを得ないだろう。未曽有の超高齢社会を迎えるわが国にあって年金より伸び率が大きい医療・介護給付の持続可能性を担保すべく、医療・介護にまつわる利害関係者に一定のタスクを課すのだ。

そのためには、一定の定量分析に基づく「医療・介護の見える化」が不可欠になる。医療・介護の充実に約1・6兆円の財源を費やすに足る「Value for Money」を検証する必要がある。実は政権がどう変わろうともこれは財務省と厚生労働省との約束事項だ。しかし政府・与党社会保障改革検討本部が策定した改革シナリオは残念ながら、この要請に応えていない。2015年までに公費8700億円程度を投入する代わりに、平均在院日数の短縮により4400億円捻出するとしていたが、「絵に画いた餅」で全く実現できなかったからだ。国は2025年の改革シナリオとして、社会保障に関する集中検討会議が策定した医療・介護サービスの需要と供給（必要ベッド数）の見込みやその単価を公表しているが、これは超マクロの推計で、患者・利用者の疾患特性や地域特性などを加味したミクロデータを積み上げたものではない。

そこで各都道府県に〝丸投げ〟したが、提供されたデータはあくまでも集計データで、自治体の裁量の余地は皆無だ。これでは「地方創生」も掛け声だけである。医療・介護現場を動かす上でも医療・介護提供体制と診療・介護報酬制度の整合性を図り、「ミクロからマクロを積み上げる」というアプローチに基づき、一定の戦略的発想が求められる。

皆保険制度が瓦解する、いわゆる「日本のX年」が近いとされる中、安定財源の確保がより一層困難になることが予想される。求められるのは一定の時間軸に沿った実現可能なロードマップだ。利害関係者も多い中で、「創造的破壊」を主題に次の8策はどうだろう。

① 短期的には、まず、政府の助成を受けてすでに存在する医療情報システム(ID－Linkや社会保障カードシステムなど)を活用して地域包括ケアシステム実現に向けたICT化を促進するとともに「在宅シフト」を加速化する規制緩和を行う。

②疾患ごとに適正な入院日数を地域別に算出するとともに各都道府県の地域医療計画に5W1Hを付記することを義務付ける。

③「選択と集中」政策のもと、より一層の医療機関・介護事業者の再編を達成すべく諸外国の例を参考に「規模の経済性」に加えて、「範囲の経済性」を追求し、保健・医療・介護を一体化する複合体・グループ化を促進する。

④わが国の医療・介護界もトヨタ生産方式を参考にコスト管理を徹底して、医療費・介護費が増加することになる「増収増益」ならぬ「減収増益」モデルを模索する。

⑤供給過剰とされる歯科医を有効に活用して、歯科医師と医師が連携して「脱胃ろう化」を進める。

⑥現行の薬価制度を努力する者（製薬業界、医師や医療機関・保険薬局、そして保険者や患者など）が報われる仕組みに改編することで、ジェネリック化の促進と129成分のスイッチOTC薬化、さらには分子標的薬の保険外併用療養費化を図る。

⑦そして中長期的には、現行の診療・介護報酬制度を抜本的に見直して、1人の患

者・利用者を一気通貫で把握できるような「エピソード払い」に転換（たとえば急性期の入院医療にしか通用しないDPCを急性期・慢性期問わず、入院・通院・在宅ケアを継ぎ目なく捉えるケースミックスにシフト）して、保健事業・予防活動に経済的インセンティブが働く支払方式にする。

⑧費用対効果分析の手法を活用して保険給付のルール化を図るとともに高齢者透析の適正化、さらに要医療・要介護の峻別が困難な後期高齢者を対象に高齢者医療制度と介護保険制度の統合を模索する。

ICT化は一丁目一番地

この8策は、日本経団連のシンクタンクたる21世紀政策研究所の委託を受けて小生がまとめた報告書『持続可能な医療・介護システムの再構築』のサマリーである。もう残された時間もなく、議論する余地もないので、図表9―1の工程表には時間軸と実現可能性、さらには適正化の規模を付した。不謹慎にも「保険薬局の適正化」という項目もあるが、これは薬局業界の再編を通じて医療の構造改革を実現するというシナリオであ

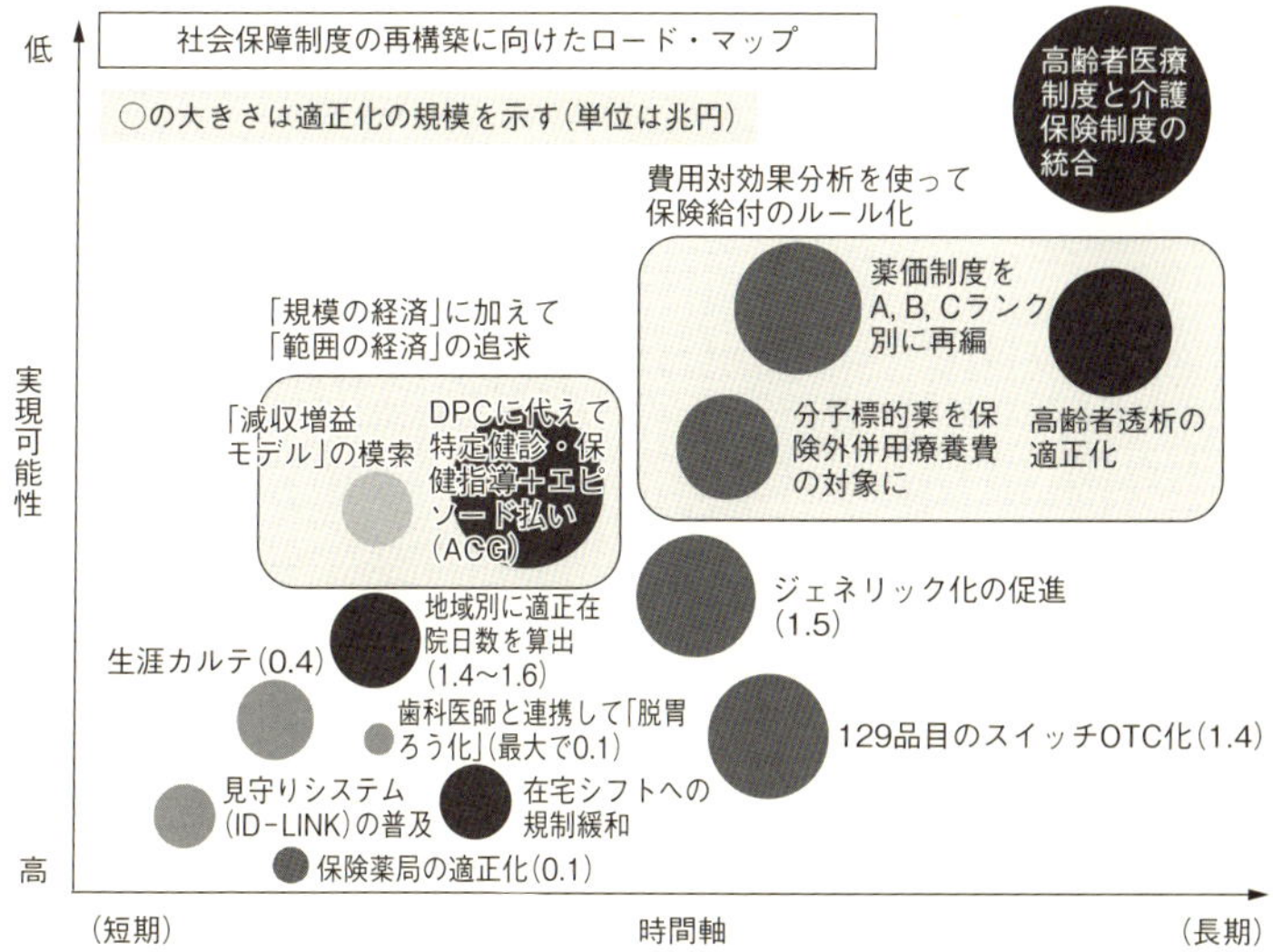

図表 9-1　社会保障制度の再構築に向けた工程表

る。手前味噌かもしれないが、世の中はこのシナリオ通り動いていないだろうか。しかし何と言っても一丁目一番地は、利害関係者らの反対が少ない「見守りシステム」や「生涯カルテ」の利活用だ。

安倍晋三首相は、2016年4月の官民対話で、ビッグデータの活用を促すため、匿名を条件に医療機関が持つ患者データを、患者の同意なしに集められる仕組みを作ることを表明した。健康診断の検査結果や手術後の経過といった情報を集め、患者の年齢や居住地によって分析し、過剰な治療や検査の防止や効率的な新薬の開発に役立てるという（2016年4月13日、日本経済新聞）。

2015年9月の改正個人情報保護法によって、医療情報は患者の同意なしに集められなくなった。そこで政府は、国の認定機関が医療目的でデータを使う場合に限り、患者の同意がなくても収集できるようにするという。大学や医師会が運営する機関がデータを集めると想定している。

具体的には個人に割り当てた番号で医療情報を管理する「医療番号制度」を使うという。医療機関が別々に管理するデータを紐付けしやすいようにするためだ。この試みは2018年度からスタートする予定だが、うまくいけば全国の2割に相当する2000の病院と2万の診療所からデータが集まるとされる。いったん何百万人もの生涯の健康や治療、投薬等に関する情報（ビッグデータ）が蓄積・管理されるようになれば、ビッグデータを活用して個々人の特性に合った健康増進方法や高精度な治療方法を的確に選択して実施することが可能になるだろう。

こうしたデータ活用の試みをいち早く行ったのが、医療ニーズに合ったICTネットワークのインフラ整備を手掛ける米国のシスコシステムズ合同会社だ。同社は、福井大学附属病院と将来のクラウド化を想定した共同事業をスタートした。「北海道大学保健科学研究所」を中核に、町のヘルスケアホットスポットで保険薬局を持つツルハドラッグをテレプレゼンスで繋ぎ、市民・顧客向けに遠隔健康相談を実施していた。この取り組みは、5年前の東日本大震災のときに緊急被ばく医療支援チームへ「WebEX」を提供し、定時のカンファレンスおよび緊急患者発生時のアドリブ対応等に利用されたという実績がある。「WebEX」を利用したウェブ会議は、放射線医学総合研究所を中核に、オフサイトセンター（原発の緊急事態応急対策拠点施設）、福島県立医科大学、広島大学、福島第一原発をインターネットで繋ぎ、ドクターや医療従事者間のセカンドオピニオンや相談に活用されている。

ちなみに、米国のシンクタンクであるランド研究所によれば、15年後に医療のICT化で入院・外来あわせて年平均770億ドル以上の節減が可能になるという。これは一定の統計モデルと文献検索から推計したものだが、医療ITの導入率を90％としている。医療費の節減に最も貢献しているのは、①入院期間の短縮や、②看護師の事務作業時間の短縮に加えて、③病院内の薬剤使用の減少と、④外来診療での薬剤及び放射線使用の減少——などである。確かに国情は異なるが、留意すべきは、プロセスの変更と一部のリソースの使用減から一定のコスト削減は可能かもしれない。

得するのは保険者？

しかし、どんなに医療費を節減しても、その果実は国や保険者に帰属するだけだ。これがオバマ政権の医療改革（オバマ・ケア）が「机上の空論」とされる所以である。ちなみに、米国医療費の支出別に節減額を割り当てると、1年につき高齢者向け保険者であるメディケアは約230億ドル、民間保険者は約10億ドルを受け取ることになる。つまり、国や保険者にとっては〝御利益《ごりやく》〟があるが、医療機関や保険薬局にとっては、電子カルテや電子版処方箋への投資は収入減となるので〝ダブルパンチ〟なのだ。

くしくもこの傾向はわが国の医療界にもあてはまる。政府は2010年に「新たな情報通信技術戦略」構想を打ち出したが、総務省によればその効果は約1000億円にとどまるという（2012年10月1日、日本経済新聞）。やはり、設備投資の財源捻出とその見返りが少ないことがネックのようだ。そもそもこの構想は、内閣官房、総務省のほか全省庁にまたがって推進されたもので、旧民主党時代の高度情報通信ネットワーク社会推進戦略本部（本部長・内閣総理大臣）が運営主体となっていた。医療分野では、「どこでもＭＹ病院」構想、シームレスな地域連携医療、レセプト情報や、医療情報データベースの活用による医療の効率化、医薬品等安全対策など、いずれも砂上の楼閣となってしまった。

この構想が実現すれば、全国どこでも過去の診療情報に基づいた医療を受けられるとともに、国民が自らも医療・健康情報を電子的に管理・活用できるとしていた。その結果、薬剤情報、健康データ、検査データもすべての医療機関や薬局などで引き出せるため、薬の重複投与、相互作用、検査データ閲覧などによる副作用の防止に活かすことが可能になるとしていた。最大で2兆８０００億円の医療費削減効果があるという試算も今となっては空しい限りである。

「わたしたち生活者のための『共通番号』推進協議会」（代表＝北川正恭《きたがわまさやす》・早稲田大学大学院教授）も、２０１２年６月、社会保障・税番号制度、いわゆるマイナンバー導入による経済効果を公表した。それによると医療を含む「準公的分野」の経済効果は年間6000億円で、うち医療分野は約3800億円としていた。その内訳は、①医療機関や医療保険者の保険証確認などにおける効果が約300億円、②医療情報の共有に重複投与や相互作用による副作用防止等の解消などによる効果が約3500億円である。

その後、政権交代もあり、現政権は人工知能やIoTにご執心のようだ。小生が外部有識者として以前コミットした、政府の「産業競争力会議」が提示した「名目GDP600兆円に向けた成長戦略（次期「日本再興戦略」）【案】」（2016年4月19日）も然りだ。10項目のプロジェクトの中に「世界最先端の健康立国へ」があり、これによって2011年の16兆円から20年までに26兆円の市場規模拡大を目指すとしている。また、この中には「健康・予防に向けた保険外サービス促進（4兆円の市場創出）」、「IoT等の活用による医療診断・個別化医療・個別化健康サービス（レセプト・健診・健康データを集約・分析・活用）」といったコンテンツがある。さらに、安倍《あべ》晋三《しんぞう》首相の盟友の三木谷《みきたに》浩史《ひろし》議員（楽天社長）も、成長戦略改訂に当たって盛り込むべき事項を同会議に提出した。三木谷議員の主張は、「IT原則への転換に向けた法環境整備」、持論の対面原則・書面原則撤廃や要指導医薬品の「カテゴリーの撤廃」だ。「岩盤規制」として称して、官僚を馬鹿呼ばわりするこうした〝敵対的ロビイ〟が通用するかは推して知るべしだ。朗報は薬剤師法の一部が改正され、それまで薬局でしか出来なかった調剤が、患者の居宅でもOKになったことである。というのも、高齢者は多くの薬を服用していることが多く、中にはタンス一杯分、薬をため込んでいることもあるからだ。日本薬剤師会によれば、こうした残置薬はおよそ500億円にのぼり、薬局・薬剤師が管理指導するだけでも約400億円の薬剤費の削減になると試算されている。

陰の部分

しかし、医療・介護のICT化には陰の部分も存在する。実際、政府系のホームページや企業のシステムが絶えずサイバー攻撃の対象になっている。例えば、2011年11月、富士通が地方自治体向けのクラウドコンピューティングで提供する電子申請サービスがサイバー攻撃を受けた。富士通によると同社のデータセンターにある電子申請システムのサーバーに対し、30余りのIPアドレスから処理しきれない大量のアクセスが繰り返される「ＤｏＳ（サービス停止）攻撃」があったという。富士通のサービスを利用して電子申請サイトを提供している福島、千葉、静岡、福岡など各県で11月9日午後から10日朝にかけて一時サービスが使えなくなる障害が発生した。幸い、情報漏洩はなかったが、今やクラウドは運用費の安さから、文字通り〝雲〟ならぬ〝空気〟のような存在となっている。しかし、一度サーバーが攻撃を受けると、顧客への被害が一気に拡大するリスクが表面化する。

それを意識してか２０１６年4月、日本病院薬剤師会は、電子お薬手帳への対応に関する留意点を会員に通知した。患者からの電子お薬手帳の閲覧について、口頭などによる同意を得た上で、患者との対面下で閲覧するよう要請したのだ。患者が直接確認できない状態での電子お薬手帳を借用した閲覧や、ケーブル接続などによるデータ抽出など、患者に不安を抱かせるような行為をしないよう求めた。

一方、電子版処方箋の発行にもいくつかのハードルがある。まず、電子処方箋の実施地域の条件として、電子化を開始する圏域（2次医療圏単位など）内の医療機関・薬局を一定程度網羅するネットワークが組まれている体制整備が必要。さらに保険薬局では、紙の場合の記名押印に替わる電子署名が必要になることから、薬剤師であることを証明するためのＨＰＫＩ（保健医療福祉分野の公開鍵基盤）が普及していることなども求められる。

しかしながら医療機関・薬局の網羅的なネットワークが整っている地域はそれほどあるとは言えず、電子処方箋を運用するために必要なサーバーの設置にも数千万円規模の投資が必要と見られる。

このため、すでに一定のシステム構築ができている調剤薬局チェーンや一部の地域の薬剤師会を除いて、全国各地で本格的な運用が始まるまでにはなお時間がかかりそうだ。

ここは圧倒的多数で再選を果たした山本信夫日本薬剤師会会長の強いリーダーシップに期待したい。

おわりに

実父が2015年の正月に他界したことから先日、真言宗の聖地・高野山に参拝した。聞けば明治のはじめまで、女人禁制だったという。

それが薬局業界と同様、女性が目立つようになった。この聖地に女性が立ち入り、暮らすようになっただけでなく、近代化の波はこの地に大きな変化をもたらしてきた。いまやスマホだって自在につながるが電柱が目に入らない街並みには、日本の都市としては時代の先頭を走っている印象さえ受ける。それでもなお、聖地らしい独特の気配は足を踏み入れた誰もが感じるのではないか。

東西5キロ、南北2キロほどの範囲に100を超えるお寺。数え切れないまでに立ち並んだ供養塔のなかには、信玄や謙信、信長や秀吉といった史上の有名人のものも多い。空海が嵯峨天皇の許可を得て高野山を開創してから、1200年が過ぎた。かくも長い歴史のなかでは、明治からの時間など短いものにも見えてくる。まさに保険薬局、ドラッグストア、コンビニ、スーパーマーケットなど世俗が入り交じり、多種多様な要素が積み重なって織りなす不思議な趣こそ、日本の最大の魅力だろう。

くしくも、海外からわが国にやって来た観光客の数が、過去最高を更新した。ある調査では観光客の増え方が最も目覚ましいのは和歌山県だという。実際、高野山ではよく外国人に行き合う。折からの円安と世界遺産の効果が大きいとみられる。

聞けば、2015年から相続税の非課税枠が「3000万円＋（600万円×法定相続人の数）」と、従来の6割の水準に縮小したという。現行税制の基本ができた1950年以来初めての非課税枠縮小である。「何と運が悪いことか」と天を仰いだが、2015年に近親者を亡くして相続税を支払う遺族は推定20万人（相続発生件数の約6％）にも及ぶという。一昨年の4・4％より5割も増えた。

地価の高い都心部でみると影響はもっと甚大だが、相続財産の評価額で過半を占めるのが不動産である。あろうことかその余波が担税力の弱い地方都市にも及んでいる。その証拠に固定資産税の強化を狙って市街化区域を拡大している。その結果、片田舎で生前、養豚業と農業に従事していた実家に「お尋ね」が税務署から届いたという次第だ。

2015年に決着したTPPが本格化すると、今後、日本の農業・畜産業の国際競争力が問われるだろう。事実、これまで評価額が低かった田畑でも耕作放棄地には1・8倍の固定資産税が2017年4月から課される。読者の中にも父祖伝来の薬局を承継した貴兄が多いと考えるので目まぐるしい制度改革の中で相続税対策だけは早いことに越したことはないだろう。小生も存命しているかどうかわからないが、2040年まで「生き残る薬局」の最低要件だ。

くしくも、再度20年前のフレーズがそのまま使える。

「今後は、世界的に通用する真の意味での〝ピカ新〟を開発し、圧倒的に輸入超過になっているわが国の製薬業界を、いかにして国際競争力のある業界へと脱皮させるかが大きなテーマとなるだろう。より具体的には、自動車産業や半導体産業のように業界の再編化を進めて、研究開発費が割高になったわが国の製薬企業数を5～10社程度に絞り込む政策が求められる。」(『押し寄せる薬剤費適正化の潮流』薬事日報社、1997年)

「失われた20年」と言われて久しいが、このままいくとわが国は何を失ったかもわからなくなる。製薬業界は社会保障費削減の財源として、これ以上の薬剤費の抑制は不可能としているので、今後は保険薬局のさらなる適正化がスポットを浴びる可能性が大きい。そうなると今後は薬局業界もM＆Aや再編・淘汰の嵐が吹きまくるだろう。「三本の矢」、そして「新三本の矢」を放ったアベノミクスだが、その矢も的に当たらず、くたびれてきた今、まさに日本は正念場である。

なお、本書を完成するにあたり、薬事日報社の河辺秀一氏ならびに本分野の宇野聡事務補佐員には大変お世話になった。この場を借りて謝辞を述べたい。

著者略歴

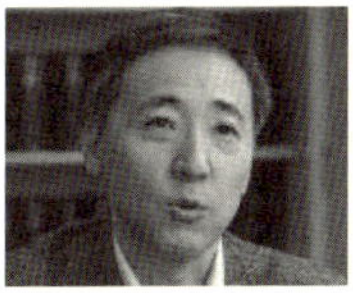

川渕孝一（かわぶち　こういち）

1959年富山県生まれ。東京医科歯科大学大学院医歯学総合研究科医療経済学分野教授。専門研究分野は医療経済、医療政策、医業経営。

1983年一橋大学商学部商学科卒業、1987年シカゴ大学経営大学院修士課程（MBA取得）修了。民間病院・企業を経て1989年厚生省国立医療・病院管理研究所（現在の国立保健医療科学院）医療経済研究部に入り、1995年同研究所主任研究官、1996年国立社会保障・人口問題研究所 社会保障応用分析研究部主任研究官併任、1998年日本福祉大学経済学部経営開発学科教授、日医総研主席研究員並びに独立行政法人経済産業研究所ファカルティフェロー、スタンフォード大学客員研究員兼務を経て2000年4月から現職。

主な著書：『地域包括ケアシステムの成功の鍵～医療・介護・保健分野が連携した「見える化」・ヘルスリテラシーの向上』（公益財団法人日本都市センター2015年）、『“見える化”医療経済学入門』（医歯薬出版株式会社2014年）、『第六次医療法改正のポイント戦略60』（日本医療企画2014年）、『医療再生は可能か』（ちくま新書2008年）、『進化する病院マネジメント』（医学書院2004年）、『医療改革～痛みを感じない制度設計を』（東洋経済新報社2002年）、『医療保険改革と日本の選択　ヘルスケア・リフォームの処方せん』（薬事日報社1997年）

連絡先：kawabuchi.hce@tmd.ac.jp

見える風景が変わるか？　2040年の薬局

2016年8月11日　第1刷発行

著　者　川渕 孝一
発　行　薬事日報社
〒101-8648 東京都千代田区神田和泉町1番地
電話　03-3862-2141（代表）
URL　http://www.yakuji.co.jp.
オンラインショップ　http://yakuji-shop.jp/

デザイン・制作　クニメディア株式会社

ISBN978-4-8408-1362-4